Miasmatik nach Hahnemann

von
Gertrud Klemt

Miasmatik nach Hahnemann

von
Gertrud Klemt

1. Auflage
Verlag Volksheilkunde

Die Deutsche Bibliothek – CIP-Einheitsaufnahme
Gertrud Klemt: Miasmatik nach Hahnemann

Bonn: Verlag Volksheilkunde, 2006
ISBN: 3 – 9810261 – 0 – 1

Autorin:
Gertrud Klemt
Rosenring 90, 44652 Herne

Impressum

ISBN: 3 – 9810261 – 0 – 1
© Verlag Volksheilkunde
Fachverband Deutscher Heilpraktiker e.V.
Maarweg 10, 53123 Bonn
Tel.: (0228) 61 99 19-6, Fax: (0228) 61 99 19-7
E-Mail: volksheilkunde@uumail.de

Redaktion, Layout, Satz: Birgit Brokamp
Lektorat: Armin Reuter
Druck: LV Druck, Münster

Alle Rechte liegen beim Verlag. Nicht gestattet sind – auch auszugsweise – Nachdruck und Vervielfältigung und die Übernahme auf Datenträger und Kommunikationsmedien.

Printed in Germany, 1. Auflage, Februar 2006

Vorbemerkung

Als die Heilpraktikerin Gertrud Klemt uns ihr Manuskript anbot, befürchteten wir zunächst, einen weiteren spekulativen Erklärungsversuch für Hahnemanns grundlegende und richtungweisende Theorie der chronischen Krankheiten vor uns zu haben. – Das Manuskript überraschte positiv. Es zeichnete sich gerade durch die Unterlassung der von Hahnemann so ungeliebten »Deutelei« aus. Frau Klemt hat auf jedes Dazutun und vor allem, dankenswerterweise, auf jede Psychologisierung des Stoffes verzichtet. Sie hat dieses Buch mit den Erfahrungen ihres langen Berufslebens als wirklich klassisch arbeitende Homöopathin geschrieben.

Entstanden ist eine übersichtliche Sammlung all dessen, was wir wissen oder nachschlagen können müssen, wenn wir die Symptomatik unserer Patientinnen und Patienten den drei Miasmen Hahnemanns zuordnen wollen – der Sykose, der Syphilinie und der Psora. Diese hat sie ergänzt durch die Tuberkulinie (ohne »Deutelei«) und eine Betrachtung des »iatrogenen Miasmas«.

Das Buch bietet dem Lernenden eine Übersicht über das Thema und dem Praktiker und der Praktikerin eine Hilfe bei der täglichen Arbeit. – Dafür gebührt der Frau Kollegin unser Dank.

Die Bearbeitung ihrer Manuskripte hat uns auch deshalb Freude bereitet, weil aus ihnen das Feuer der Begeisterung, der Begabung, Berufung, Erfahrung und der Überzeugung zu spüren ist.

Dem Buch wünschen wir Erfolg und den Leserinnen und Lesern Freude mit ihm. Möge es Ihnen zu jenem Feuer verhelfen, das auch die Autorin angetrieben hat.

Für die Redaktion
Armin Reuter, Heilpraktiker

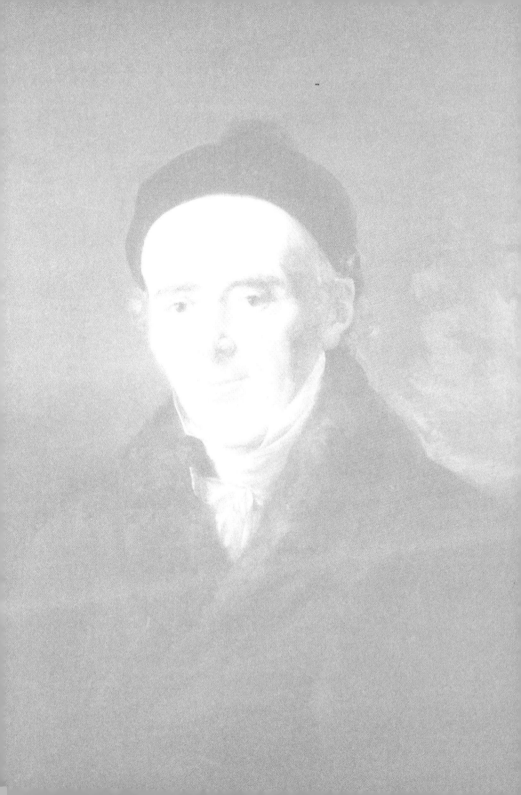

Inhalt

Einleitung	8
Das sykotische Miasma – Sykose (Syk.)	13
Das syphilitische Miasma – Syphilinie (Syph.)	23
Das psorische Miasma – Psora (Psor.)	33
Das tuberkulinische Miasma – Tuberkulinie (Tub.)	47
Das iatrogene Miasma	65
Übersicht der Zeichen und Symptome	73
Antimiasmatische Mittel	93
Übersicht der psychischen Aspekte	89
Zusammenfassung	90
Schlusswort	94
Literatur	95
Mittelnamen	95

Einleitung

»*Das lebhafteste Vergnügen, das ein vernünftiger Mensch in der Welt haben kann, ist neue Wahrheiten zu entdecken – das nächste nach diesem ist, alle Vorurteile loszuwerden.*« (Friedrich der Große)

Dr. Samuel HAHNEMANN ist Begründer der »klassischen Homöopathie« und Entdecker der »chronischen Krankheiten«, genannt Miasmen. Die Grundlagen der Homöopathie und der Miasmen, das Ergebnis jahrelanger Forschungsarbeit, hat Hahnemann in seinen Werken »Organon« und »Die chronischen Krankheiten« niedergeschrieben.

1790 machte Hahnemann einen Selbstversuch mit der Chinarinde – das war die Geburtsstunde der Homöopathie und der Beginn umfangreicher Arzneimittelprüfungen am Gesunden.

1796 formulierte er das Ähnlichkeitsgesetz: »*Similia similibus curentur*«. (Ähnliches möge durch Ähnliches geheilt werden.)

Dieses Gesetz erläuterte er folgendermaßen: »*Wähle, um sanft, schnell, gewiss und dauerhaft zu heilen, in jedem Krankheitsfalle eine Arznei, welche die ähnlichen Leiden (homoion pathos) für sich erregen kann, als sie heilen soll.*«

Einer der Leitsätze und Mahnworte Hahnemanns an die Homöopathen war: »*Wage, selbstständig zu denken.*« (Aude sapere)

Drei »Grundgesetze« berücksichtigt die homöopathische Arzneianwendung:
– Das 1. Grundgesetz: das Ähnlichkeitsgesetz: die Arzneiprüfungssymptome werden mit dem individuellen Krankheitsbild verglichen.
– Das 2. Grundgesetz: Arzneimittelprüfungen am Gesunden
– Das 3. Grundgesetz: Potenzierung oder Dynamisierung

1810 veröffentlicht Hahnemann das »Organon«, 1811 erscheint die zweite Auflage. 1811 und 1821 erscheinen seine elf Bände über die »Reine Arzneimittellehre«.

Hahnemann hat eine spezielle Technik entwickelt, mit der er Materie in Energie umwandelt, das heißt der Rohstoff wird stufenweise dynamisiert und gleichzeitig aufgeschlossen. Man erreicht damit eine Steigerung der Wirksamkeit.

Nach Hahnemann beginnt jede Krankheit mit der energetischen Störung der Lebenskraft, so dass diese Störung auch nur energetisch geheilt werden kann.

»Organon« § 10:
»*Der materielle Organismus, ohne Lebenskraft gedacht, ist keiner Empfindung, keiner Tätigkeit, keiner Selbsterhaltung fähig: nur das immaterielle, den materiellen Organismus im gesunden und kranken Zu-*

stand belebende Wesen (das Lebensprinzip, die Lebenskraft) verleiht ihm alle Empfindungen und bewirkt seine Lebensverrichtungen.«

»Organon« § 11:
»Wenn der Mensch erkrankt, so ist ursprünglich nur diese geistartige, in seinem Organismus überall anwesende, selbsttätige Lebenskraft (Lebensprinzip) durch den, dem Leben feindlichen, dynamischen Einfluss eines krankmachenden Agens verstimmt; nur das zu einer solchen Innormalität verstimmte Lebensprinzip kann dem Organismus die widrigen Empfindungen verleihen und ihn so zu regelwidrigen Tätigkeiten bestimmen, die wir Krankheit nennen, denn dieses, an sich unsichtbare und bloß an seinen Wirkungen im Organismus erkennbare Kraftwesen gibt seine krankhafte Verstimmung nur durch Äußerung von Krankheit in Gefühlen und Tätigkeiten (die einzige, den Sinnen des Beobachters und Heilkünstlers zugekehrte Seite des Organismus), das ist, durch Krankheitssymptome zu erkennen und kann sich nicht anders zu erkennen geben.«

Der Ursprung der Krankheit ist also die Störung des immateriellen Lebensprinzips. Diese Störungen zeigen sich in Veränderungen der Empfindungen (nachweisbar in der Zellstruktur), lange bevor wir die Krankheit objektiv feststellen können.

Die Homöopathie lehrt, dass Heilung sich nach bestimmten Gesetzen und Grundsätzen richtet.

Die Miasmen

Hahnemann machte in seiner Praxis die Erfahrung, dass es trotz best ausgesuchter homöopathischer Arznei immer wieder zu Rückfällen kam. Seit 1816/1817 war er Tag und Nacht damit beschäftigt, die Gründe zu finden, warum die passende Arznei keine echte Heilung bei chronischen Krankheiten brachte.

Er stellte fest, dass die nicht venerischen Krankheiten nach ihrer wiederholten Beseitigung trotzdem immer wieder in Erscheinung traten – und zwar in einer mehr oder weniger veränderten Form und mit neuen Symptomen und Beschwerden, die periodisch oder direkt aufeinander folgten und Ähnlichkeiten oder Verbindungen mit den vorhergehenden Krankheiten hatten.

Es bildeten sich unterschiedliche Krankheitsstadien und -verläufe, je nach Veranlagung des Patienten. Jeder Patient reagierte auf seine charakteristische Weise und seiner Veranlagung entsprechend.

Hahnemann erkannte hier den verborgenen Keim aller Krankheiten, die niemals vollständig von äußerlich veranlassenden Faktoren abgeleitet werden können, sondern immer abhängig sind von der individuellen Veranlagung des Kranken.

Seine wissenschaftlichen Forschungsarbeiten haben ergeben, dass jede chronische Erkrankung auf einer vorhergehenden gesundheitlichen Störung oder Erkrankung basiert und sich in verschiedenen

Stadien entwickelt, je nach Fall. Dabei muss der Familienanamnese große Bedeutung beigemessen werden. Nur auf diese Weise können wir die Spuren verfolgen und erkennen, dass es eine Reihe von Entwicklungsstufen gibt – vom Ursprung bis zum Endzustand einer Erkrankung.

Hahnemann beweist, dass Gesundheit und Krankheit von bestimmten Gesetzen regiert werden – und nicht von Meinungen und wechselnden Ansichten. Hypothesen des Menschen sind von vorübergehender Dauer. Nur wenn wir uns nach den Naturgesetzen richten, können wir zu wirklichen Erkenntnismöglichkeit gelangen.

Zum Verhältnis von akuten und chronischen Krankheiten:

Hahnemann machte die Erfahrung, dass es durch die Unterdrückung einer akuten Krankheit (zum Beispiel durch Salben oder Wegschneiden) zu keiner wirklichen Heilung kommt. Die Krankheit befällt statt dessen wichtige Strukturen im Inneren des Organismus, setzt dort ihr unheilvolles, zerstörerisches Wirken fort und entwickelt zahlreiche sekundäre Krankheitserscheinungen (Geschwüre, Krämpfe, Krebs, Lähmungen, Arthrosen).

Hahnemanns Ziel war es, das Mittel zu finden, das alle Symptome der jeweiligen Erkrankungen eines Patienten abdeckt. Nur mit einem solchen Mittel – richtig gewählt – könnte man die zerstörerische Kraft des Ur-Übels der chronischen Krankheiten in den Griff bekommen.

Hahnemann sagte, dass dieses Ur-Übel chronisch-miasmatischer Natur sei: »*Die Urexistenz eines chronischen Miasmas ist die einzig wahre Auffassung von Krankheit.*«

Es handelt sich hier um die Kernpunkte der »Reinen Lehre« Hahnemanns. Bis zum heutigen Tag haben diese zentralen Gesetzmäßigkeiten Gültigkeit.

In unermüdlicher Forschungsarbeit hat Hahnemann eine Behandlungsmethode entwickelt gegen das Ur-Übel der Menschheit, die Miasmen – mit ganz genauer Vorgehensweise für die Erforschung und Anwendung der Arzneien. Er vertiefte diese Forschung bis zum Wesentlichen unseres Seins, indem er die Ursachen der Ursache aller Erkrankungen herausfand. Hahnemann konnte konkret beweisen: Die Miasmen sind die Ursachen des Ur-Übels der Menschheit und der Beginn und der Ausgangspunkt der Zerstörung des menschlichen Lebens.

Die chronischen Krankheiten, die Miasmen, entwickeln sich nach dem HERINGschen Gesetz: von außen nach innen und von unten nach oben. Die Heilung erfolgt: von oben nach unten und von innen nach außen, also in umgekehrter Richtung.

In der Miasmenlehre haben wir den Beweis für eine sich vertiefende Pathologie durch die Unterdrückung aller oberflächlichen Krankheiten, von Krankheiten in allen Bereichen.

Die Miasmen – Sykose, Syphilinie, Psora, Pseudo-Psora, Tuberkuline und iatrogenes Miasma – geben Antworten auf alle Fragen der Medizin. Alle chronischen Leiden zeigen sich zuerst auf der Haut, auf der Oberfläche, von dort aus »fressen« sie sich ins Innere hinein, in die lebenswichtigen Bereiche und Organe. Der Patient kann seine Gesundheit wieder erlangen, wenn er seine Krankheitserscheinungen wieder an die Oberfläche bringt – mit Hilfe der homöopathischen Therapie.

»Organon« § 204:
»Wenn wir alle langwierigen Übel, Beschwerden und Krankheiten, welche von einer anhaltenden, ungesunden Lebensart abhängen (§ 77), so wie jene unzähligen Arzneisiechthume (§ 74), welche durch unverständliche, anhaltende, angreifende und verderbliche Behandlung, oft selbst kleiner Krankheiten, durch Ärzte alter Schule entstanden, wegrechnen, so rührt der größte Teil der übrigen chronischen Leiden, von der Entwicklung der chronischen Miasmen; der inneren Lues, der inneren Sycosis, vorzüglich aber und in ungleich größeren Verhältnissen, von der inneren Psora her. Jedes dieser Miasmen war schon in Besitze des ganzen Organismus, und hatte ihn schon allen seinen Teilen durchdrungen, ehe dessen primäres, stellvertretendes und den Ausbruch verhütendes Lokalsymptom (bei der Psora der Krätzeausschlag, bei der Syphilis der Schanker oder die Schoßbeule und bei der Sycosis die Feigwarze) zum Vorschein kam. Werden nun diese Miasmen, ihre genannten, stellvertretenden, und die inneren Allgemeinleiden beschwichtigenden Lokalsymptome, durch äußere Mittel geraubt, so müssen unausbleiblich die, vom Urheber der Natur jedem bestimmten, eigentümlichen Krankheiten bald oder spät zur Entwicklung und zum Ausbruch kommen, und so all das namenlose Elend, die unglaubliche Menge chronischer Krankheiten verbreiten, welche das Menschengeschlecht seit Jahrhunderten und Jahrtausenden quälen, deren keine so häufig zur Existenz gekommen wäre, hätten die Ärzte diese Miasmen, ohne ihre äußeren Symptome durch topische Mittel anzutasten, bloß durch die inneren homöopathischen, für jede derselben gehörig Arzneien gründlich zu heilen und im Organismus auszulöschen sich vollständig beeifert.«

Das sykotische Miasma – Sykose

Begriffsbestimmungen
Sykosis:
alte Bezeichung für Folliculitis

Sykose:
Die Bezeichnung Hahnemanns für das Miasma, dessen Akutsymptomatik der der Gonorrhoe ähnelt.

Allgemeines

Heute ist die Sykose, erworben und ererbt, ein gigantisches Miasma geworden – und es ist von Anfang an chronisch.

Die Gonorrhö simplex (einfache Gonorrhö) beruht auf einer latenten Psora, sie wird nicht zur Sykose gerechnet. Wird die Gonorrhö simplex falsch oder ungeeignet behandelt, also unterdrückt, so wird das katarrhalische Stadium hervorgebracht – es entstehen Katarrhe an Augen, Nase, Nebenhöhlen.

Die Gonorrhö simplex nimmt einen akuten, stürmischen Verlauf – der Fluor ist nicht so stark, er schwächt die Lebenskraft nicht wesentlich und kann ohne äußere Zeichen abheilen.

Merke
Eine Operation ist eine Unterdrückung. Die Unterdrückung der Sykosis führt dazu, dass die Tuberkulinie zur Wirkung kommt.

Stadien der Sykose

1. Das Primärstadium
Das katarrhalische Stadium wird durch die Unterdrückung der Gonorrhö simplex hervorgerufen – Katarrhe an Augen, Nase und Nasennebenhöhlen. Die primärchronische Gonorrhö geht in die Sykose über. Der Allgemeinzustand ist sofort angegriffen. Ansteckung ist in jedem Fall möglich.

2. Das Entzündungsstadium
Die Prädilektionsstellen der Sykose bei der Frau sind die Eileiter. Es entstehen Eileiter- und Eierstockentzündung, dazu Endometritis.

Beim Mann: Harnröhrenentzündung mit reichlichem Ausfluss, entzündliche Phimose, Prostatitis, Spermatozystitis (Entzündung der Samenblasen) und Nebenhodenentzündung.

Typische sykotische Schmerzen sind kolikartige Bauchschmerzen bei Adnexitis, Schmerzen bei Endocarditis, Kopfschmerz bei Meningitis, arthritische Schmerzen, Krämpfe, Magenschmerzen (2.00 Uhr nachts) und Neuralgien.

Die typischen sykotischen Absonderungen sind starker Ausfluss aus der Harnröhre beim Mann (bei chronischer Gonorrhö kein Ausfluss, nur der »Bonjour-Tropfen«), schleimige Zysten, bei Augenkatarrhen starker Tränenfluss, bei Schnupfen (wenn frisch) reichlich dünner, wässriger Schleim, später

wird der Schleim dick, gelb-grün. Eitrige, verklebte Augen.
Chronischer Schnupfen bei Kleinkindern gleich nach der Geburt, pseudoakuter Fließschnupfen (kann nach Fischlake riechen). Der Auswurf ist reichlich, klebrig, grau, auch gelb oder blass.
Vereiterungen (Nagelvereiterung), Peritonitis. Der Eiter ist gelblich, grün, wund machend und wässrig, übel riechend.
Schleimige Stühle wechseln in Konsistenz und Farbe, meist mit grünlich-gelbem Schleim. Der Urin riecht übel, faulig, stechend wie Pferdeurin, wie Ammoniak oder Fischlake.
Die Sykose hat immer mit Schleim und Entzündung zu tun. Die Menses sind scharf, ätzend, beißend, übelriechend. Der Fluor ist dünn, wechselhaft, schleimig, riecht wie Fischlake.

Zusammenfassung (1. und 2. Stadium)

Wenn eine Sykose im 1. Stadium unterdrückt wird, kann sie (sofort) ins zweite oder auch direkt ins 3. Stadium wechseln.
Stadium 2 ist das Entzündungsstadium, das heißt, akute oder subakute Entzündungsprozesse, akute Arthritis, Fieber, Entzündungen im Genitalbereich, Blasen-, Eileiter-, Eierstockentzündung. Adnexitis führt zur Tubenverklebung und so zu Sterilität. Beim Mann entstehen dann Hodenentzündung, Prostatitis, Peritonitis, Appendizitis, Mykosen, Magenstörungen, Endocarditis, Gastritis (Schmerzen um 2.00 Uhr).

3. Die Degenerationsphase

Tumore entstehen, warzenartige Gebilde, Kondylome, schleimige Zysten, Diabetes mellitus, Teleangiektasien, Spider Naevie, Brightsche Krankheit (alter Begriff für eine doppelseitige Nephritis mit Funktionseinschränkung), Epilepsie, Fibrose, Veränderungen und Neubildungen aller Art, starke Anämien (schwere Form des Diabetes gibt es bei Syph.), Metastasen, Schrumpfniere, Adenome, rheumatische Entzündungen, Endocarditis rheumatica, Sekundenherztod (ohne Vorankündigung, ohne Schmerz), plötzlicher Kindstod.

Modalitäten
> am Meer
> Bewegung
> Knie-Ellenbogenlage im Schlaf
< Kälte, Feuchtigkeit, Gebirge, Sonnenlicht
< Frühling und Herbst

Gonorrhö

Erreger der Infektionskrankheit Gonorrhö ist Neisseria gonorrhoeae. Es entwickeln sich Symptome wie Entzündungen im Genitalbereich der Frau, Zervizitis, Peritonitis acuta gonorrhoika, Entzündung des Urethers, Fluor beim Wasserlassen, Schwellung der kleinen Bartholinischen Drüsen.

Durch Unterdrückung der lokalen Gonorrhö (durch falsche Behandlung der Schulmedizin, die die Entzündung unterdrückt) kommt es zu einer aufsteigenden Infektion, z.b. Endometritis, Eileiterentzündung, kolikartigen Schmerzen im Unterbauch durch Reizung der Schleimhäute, Entzündung der Ovarien und der Adnexen. Spätfolge der Adnexitis ist Sterilität durch Verklebung der Eileiter.

Die Gonorrhö des Mannes ist bei 30 Prozent symptomarm. Natürlich produziert die Entzündung der Urethra zu Anfang einen schleimigen, eitrigen Ausfluss, der die Gonorrhö beim Geschlechtsverkehr auf die Frau überträgt. Schmerzhaftes Wasserlassen, später bildet sich der eitrige Ausfluss nur morgens (Bonjour-Tropfen).

Einige Wochen danach entwickeln sich beim Mann Epididymitis, Prostatitis, Spermatozystitis, benigne Gonokokkensepsis, Meningitis, Arthritis (meist Monarthritis). Diese Erkrankungen gehören schon zum sykotischen Miasma.

Es gibt zwei Arten der Gonorrhö: eine von Anfang an chronische Gonorrhö und eine rein akute.

Die chronische Gonorrhö zeigt keinerlei Heilungstendenz, sie ist von vornherein chronisch, verläuft zeitlich unbeschränkt, durchdringt nach und nach den ganzen Körper und bringt Symptome verschiedener Art hervor. Die akute Form kann schon nach einigen Wochen oder Monaten abheilen. Beide sind ansteckend.

Unterdrückung

Folge der unterdrückten Sykose: Sie kann sofort vom ersten Stadium ins zweite oder dritte Stadium wechseln. Chronische Nasenkatarrhe sind nicht selten sykotisch. Sie entstammen dann deutlich der Unterdrückung einer Gonorrhö.

Ebenso ist der retronasale Raum von den Katarrhen betroffen: dickes reichliches Sekret. Lokal gelingt es nicht, sie erfolgreich zu behandeln, so hartnäckig und stark sind diese Katarrhe. Es ist der gesamte Organismus betroffen. Es kann zu einer Gonokokkensepsis mit Fieber kommen oder einer monoartikulären Arthritis, manchmal mit Ausschlag.

Es gehört zur Natur der Gonorrhö, sich in den Frühstadien an der Oberfläche zu manifestieren. So kommt es bei kräftigen Naturen bald nach der Unterdrückung der Gonorrhö zu den beschriebenen Nasenkatarrhen.

Bei angegriffenen Patienten ist der Organismus zu schwach, den Katarrh als Repräsentant der Gonorrhö an die Oberfläche zu bringen, deshalb geht die Krankheit ins Innere: Es kann dann z.B. die Brightsche Krankheit (alte Bezeichnung für doppelseitige Nephritis mit Funktionseinschränkung) auftreten, ein ernstes Lungen- oder Leberleiden oder starker Rheumatismus.

Nur in den frühesten Stadien ist die Krankheit katarrhalisch. In diesem Stadium ist sie aber noch gut zu behandeln. In den späteren Stadien setzt sie ihr unheilvolles Wirken unaufhaltsam fort.

Die chronische Sykose

Die chronische Sykose bringt alle möglichen Komplikationen mit sich, vor allem Feigwarzen und innere Erkrankungen:
- Adnexitis
- Balanitis
- Endometritis
- Epididymitis
- Follikulitis
- Funikulitis
- Glandulae bulbourethralis (Meyer-Cowperschen Drüsen, paraprostatische Drüsen), Entzündung
- Leukorrhoe, chronische, bei Frauen
- Orchitis
- Phimosis
- Prostatitis
- Vulvo-Vaginitis

und als Folgen:
- Gonokokken-Dermatosen
- Ophtalmien
- Pyelo-Nephritis, aszendierende
- Urethrastenosen
- Zystitis

Merke
Gonokokken-Rheumatismus oder blennorrhoeische Arthritis wird besser als infektiöser Pseudo-Rheumatismus bezeichnet, der besonders das linke Knie betrifft, seltener die Fußgelenke oder Ellenbogen. Betroffen sind auch die Sterno-Clavikular- und Schultergelenke. Bei letzteren Lokalisationen kommt es nach der akuten Phase leicht zur Versteifung der betroffenen Gelenke.

Charakteristische Zeichen und Symptome der Sykose

- abgemagert, ausgezehrt
- ängstlich
- Arbeit, kein Interesse an der
- Auge, Hyperämie an allen Stellen, besonders am Oberlid
- Augenentzündungen, verklebte Augen (Med.,Tub., Sulph.)
- Augenschmerz, Augenneuralgie
- Eile, er ist immer in, alles muss schnell gehen
- entscheiden, kann sich nicht
- Furunkel, immer wieder
- Gedächtnisstörung; vergisst, was er eben sagen wollte, verliert den Faden beim Erzählen
- geistige und seelische Störungen
- Haare fallen in kleinen, runden Flächen aus, riechen wie Fischlake
- Hautausschläge, verschiedene
- hypersensibel
- Katarrhe, häufig
- Kinder riechen sauer
- Kinder wollen bewegt und getragen werden
- Kleinwüchsigkeit
- Kopfhaut riecht sauer
- Kopfschmerz
- Kopfschmerzen, beim Autofahren
- Kopfschmerzen, (wie ein Band um den Kopf), nachts, treiben ihn aus dem Bett
- Legasthenie
- Nägel, auffallend weiche
- ruhelos, immer eilig
- schiebt alles hinaus
- schläft für fünf Minuten ein und glaubt, Stunden geschlafen zu haben
- Schlucken, Störungen beim

- Schlucken, Zwang oft leer zu schlucken
- Stimme, rau
- Störungen, geistige
- Tränenfluss, starker
- traurig
- Ulzera, chronisch
- Verfall, moralischer (Verlust moralischer Werte)
- Verfolgungswahn
- Wahn, religiöser
- Warzen
- Wörter, findet sie nicht, gebraucht andere, falsche
- Wörter, Buchstaben, lässt sie aus
- Zeit vergeht zu langsam, das treibt zur Ungeduld und Hektik

Modalitäten
< Wetterwechsel
< häufig bei feuchtem, nasskaltem und regnerischem Wetter
< Frühling

Merke
Sykotiker mögen saures Essen, auch saures, rohes Obst.

Nase und Nasenschleimhäute

Nase und Schleimhäute sind Manifestationsorte der Sykose (Schnupfen und Absonderungen). Bei frischem Schnupfen ist die Absonderung besonders reichlich und dünn (dünner Schleim), wässrig; später ist sie dick, gelb bis grün.
    Der Schleim bildet sich immer wieder schnell nach, im Wechsel mit Verstopfungen der Nase.
- Fließschnupfen, pseudoakuter, kann nach Fischlake riechen
- Gelenkschmerz, rheumatischer, bei Schnupfen (auch Gelenkschmerz ohne Schnupfen)
- Infekte
- Kinder, Schnupfen, chronischer, gleich nach der Geburt, mit Schniefen
- Polypen der Nase
- Wucherungen im Nasenbereich

Gesicht

- Akne, starke (Tub.)
- Augen, gelbe Farbe um die
- blass, gelblich, fleckig
- Gesichtserysipel (Psor.)
- Herpes labialis (Mundwinkelherpes, ebenfalls bei Tub.)
- Lippen, Fieberbläschen auf den
- Warzen

Mund

- Geschmack im Mund, eitrig, fischartig, muffig
- Stimmritzenkrampf
- Zähne, gelb
- Zahnränder gesägt (bei allen Miasmen)

Thorax

- Mammae, sehr berührungsempfindliche, Entzündung der
- Mammae, Warzen im Bereich der

Lungen und Bronchien

- Auswurf, reichlich
- Schleim, blass oder gelb
- Schleim, klebrig, grau

- Schleim ist schwer herauszubringen, wie bei Caust. und Kalium bi.

Modalitäten
< Liegen
> Bauchlage
> Darandenken

Herz

- Gefühl als sei das Herz vergrößert
- Kindstod, plötzlicher
- Sekundenherztod ohne vorherige Zeichen, Schmerz oder Beschwerden

Begleitsymptome der Herzkranken
- Gesicht, aufgedunsenes, blaues
- Gewicht, nehmen ständig zu
- Luft, sie schnappen nach Luft, im fortgeschrittenen Stadium
- übergewichtig, häufig

Merke
Sykotiker beachten ihr Herz nicht; wenn sie Beschwerden andeuten, ist die Herzerkrankung schon weit fortgeschritten.

Magen

- Druck, starker, in der Bauchgegend
- Heißhunger gleich nach dem Essen
- Magenschmerzen sind krampfartig, kolikartig (nachts 2.00 Uhr)
- Übelkeit mit Würgen und Erbrechen, auch Erbrechen von Galle
- zusammenkrümmen, muss sich

Modalitäten
> Bewegung, Laufen und Reiten

Abdomen

- Bauchbeschwerden
- Gallenkolik (hereditäre Sykose)
- Gallensteine
- Koliken bei Kindern, schon durch einfaches Essen
- Koliken, schwerste, schon bei Kindern
- Nabelvereiterung (gelblich, grün, wässrig, dünn), wund machend und übel riechend
- Peritonitis

Modalitäten
> Koliken: Zusammenkrümmen und harter Druck auf den Bauch

Intestinaltrakt

- Appendix, immer wiederkehrende Reizung des
- Diarrhö durch Nasswerden
- Säuglingsdiarrhö

Hereditäre Sykose macht
- Diarrhö, krampfartige, kolikartige
- Kolik, schneidende und kneifende
- Stuhl, schleimig, meist grünlichgelb, wechselt Farbe und Konsistenz

**Begleitsymptome
der sykotischen Diarrhö**
- Erwachsene sind während der Diarrhö besonders ängstlich, reizbar und eigensinnig
- Kinder wollen geschaukelt und gewiegt werden
- Kinder wollen nicht alleine gelassen werden
- Reizbarkeit
- Stuhl, keiner gleicht dem anderen (wie Puls.)
- Ungeduld

Der Schmerz bei Diarrhö
< Obst
> fester Druck im Liegen auf den Bauch

Begleitsymptome der sykotischen Obstipation
- Blinddarmentzündung
- Hämorrhoiden, blutende, mit Juckreiz
- Rektum, Absonderungen aus dem, dünn, wässrig, riecht wie Fischlake
- Rektum, Schmerz im, scharf wie Nadeln
- Zusammenschnürung, Untätigkeit der Därme (spastische Obstipation)

Harnorgane, Nieren, Geschlechtsorgane

- Ausfluss, gonorrhoischer
- Beckenboden, schwacher
- Blasenreizung, häufige, besonders zu Beginn der Menses
- Enuresis nocturna (Einnässen in der Nacht) (Tub.)
- Enuresis diurna (Einnässen am Tag) (Tub.)
- Hoden-/Nebenhodenentzündung
- Nierenkolik
- Nierensteine
- rektale Beschwerden (Männer)
- Spermien, verkrüppelt, zu langsam
- Sterilität, bei Entzündungen durch Unterdrückung
- Urinieren
– langsam
– Schmerzen während des
– schrecklicher Schmerz beim letzten Tropfen

Merke
Sykotischer Urin riecht übel und faulig, stechend wie Ammoniak, nach Pferdeurin. Sykose macht Schleim.

Weibliche Sexualorgane

- Ausfluss dünn und schleimig, Geruch wie Fischlake
- Eierstöcke, Zysten
- Endometriose
- Endometritis
- Gonorrhö, Folgen unterdrückter
- Herpes genitalis
- Mammae (Brustwarzen) empfindlich während der Menses
- Menses, ätzend scharf und beißend, manchmal übel riechend
- Menses, Blut dunkel, klumpig, große schwarze Klumpen, auch fadenziehend
- Menses kommen gussweise, für ein bis zwei Tage reichlich, aber nicht sehr erschöpfend
- rheumatische Beschwerden
- Schmerzen, kurz vor den Menses, kolikartig und im gesamten Abdomen spürbar
- Sterilität nach entzündlichen Prozessen (Eileiterverklebung)
- Tumore (Fibrome)
- Uterus, Zysten
- Verklebungen mit entzündlichen Prozessen

Merke
Wenn Sterilität vorliegt, sollte man immer beide Partner behandeln! Die Sykose hat eine besondere Affinität zur Uterusschleimhaut. Jeder operative Eingriff an den weiblichen Sexualorganen verstärkt die Sykose und kann eine Tuberkulinie hervorrufen.

Extremitäten

- Arthritis der Fingergelenke
- Füße, Krämpfe der
- Füße, schweißige
- Fußsohlen, empfindliche, Schmerz beim Auftreten, Brennen der
- Gelenke, kleine, Lahmheit der (häufig)
- Gichtknoten
- Handinnenflächen, Brennen der
- Hautveränderung (Hühneraugen)
- Kniegelenke, Monarthrose der
- Lahmheit, häufig sind kleine Gelenke befallen
- Nägel können rund werden.
- Schmerzen
- Steifheit
- Wadenkrämpfe

Merke
Rheuma wandert. (Syph.)

Modalitäten
< Gelenke: Ruhe, dunstige, neblige, feuchte, nasskalte Witterung, Tiefdruckgebiet, beim Wechsel von Feuchtwarm zu Feuchtkalt
< Fußschweiß: im Winter (dabei kalt und klamm)
> Gelenke: Bewegung; trockenes, klares Wetter; Seeluft

Haut

- Red mols; rote, stecknadelkopfgroße, glänzende Hauterscheinungen (Sykose des Vaters oder beider Elternteile)
- Färbung, gelbe
- Hautjucken, im Genitalbereich besonders
- Herpes zoster
- Herpes, kreisrunder
- Kelloidbildung nach Verletzung
- Kondylome, spitze Warzen, Hahnenkammwarzen, blumenkohlartige Warzen (Syph.)
- Muttermale und Papillome (Syk. und Syph.)
- schlechte Reaktion auf Operationen
- Schuppen und Krusten an verschiedenen Stellen
- Spider Naevus (auch Syk. und Syph.)
- starke Schweißbildung
- Tinea (Dermatomykosen)
- Verrucae vulgares (ererbte Sykose, 5.-7. Lebensjahr, Zahnwechsel) (Syph.)
- Warzen aller Art

Merke
Kleine gestielte Warzen im Genitalbereich weisen auf eine erworbene Sykose, andere Warzen (ähnlich wie Brustwarzen) weisen auf eine hereditäre Sykose hin.

Die hereditäre Sykose

Es können alle Zeichen und Symptome der drei Stadien der Sykose gleichzeitig und ungeordnet auftreten. Eine gleichmäßige Rückführung der Sykose vom 3. ins 1. Stadium mit geordneten Auftreten der Symptome ist nicht möglich.

Symptome und Zeichen der hereditären Sykose bei Kindern

Prozesse, die schon beim Säugling sichtbar sind:
- Augen, Ausscheidungen an den
- Bauchschmerzen
- Blähungen, je früher, desto sicherer hereditäre Sykose (auch Syph. und Psor.)
- Darm, vermehrte Ausscheidungen über den
- Diarrhö, saure
- grippale Infekte, häufig wiederkehrende, mit Ausscheidungen an Augen, Nase, Darm
- Kinder gedeihen schlecht.
- Kinderkrankheiten: Mumps, Windpocken, Röteln, Masern (auch Tub.). Mumps kann zur Entzündung der Hoden und so zur Sterilität führen.
- Koliken, (Drei-Monats-)
- Nagelmykosen
- Nase, Ausscheidungen an der
- Verdauungsschwierigkeiten, besonders nach Nahrungsaufnahme
- Verrucae filiformis
- Warzen und Feuermale
- Windeldermatitis, oft mit scharfen Absonderungen

Betrachten wir keinen Patienten als geheilt, bei dem nicht eine medikamentös unterdrückte frühere Ausscheidung wiederkam.

Modalitäten
> Windeldermatitis: Bewegung

> Psychische Symptome: verstärkte pathologische Ausscheidungen, besonders wenn sie vorher unterdrückt wurden

< Psychische Symptome: Warzenbildung

Merke
Sykose hat mit Ausscheidung, mit Fließen, zu tun, sie affiziert das weiche Gewebe.
Augentränen, Diarrhö, altes Aussehen = 3. Stadium der Sykose

Das syphilitische Miasma – Syphilinie

Begriffsbestimmungen
Syphilis, syn. Lues: meldepflichtige Infektionskrankheit
Erreger: Treponema pallidum
Syphilinie ist der Begriff Hahnemanns für das Miasma, dessen Symptomatik durch die Symptome der Syphilis geprägt ist.

Allgemein
Lues affiziert die weichen Gewebe und die Knochen, sie ist die Mutter der Missbildungen.

Organon § 79:
»Man kannte bisher nur die Syphilis einigermaßen als solche chronisch-miasmatische Krankheit, welche ungeheilt nur mit dem Ende des Lebens erlischt. Die ungeheilt, gleichfalls von der Lebenskraft unvertilgbare Sykosis (Feigwarzenkrankheit) erkannte man nicht als eine innere chronisch-miasmatische Krankheit eigner Art, wie sie doch unstreitig ist und glaubte sie durch Zerstörung der Auswüchse auf der Haut geheilt zu haben, ohne das fortwährende, von ihr zurückbleibende Siechtum zu beachten.«

J. T. Kent:
»Das Prodromalstadium betreffend ist es gut, sich zu merken, dass es im allgemeinen 12 bis 15 Tage dauert, bei manchen Fällen jedoch bis zu 50, ja 60 Tagen. Ein akutes Miasma, eine Erkältung oder danach eine Droge können den Organismus so sehr stören, dass die äußeren Manifestationen längere Zeit nicht ausbrechen, d.h. das Prodromalstadion wird über das übliche Maß hinaus verlängert; aber im allgemeinen dauert es zwei Wochen, sofern nichts Störendes oder Unterbrechendes dazwischenkommt.«

Stadien der Syphilis

Syphilis I (Primärstadium)
1. Etappe:
Inkubation zwischen Ansteckung und Ausbruch des Schankers: 15-25 Tage. Der Schanker »heilt« nach 4-8 Wochen spontan ab.

Syphilis II (Sekundärstadium)
2. Etappe:
Sekundärstadium der Syphilis. In diesem Stadium ist die Syphilis am ansteckendsten. Die ersten Anzeichen der sekundären Syphilis erscheinen 8 bis 12 Wochen nach der Ansteckung. Das Sekundärstadium dauert im Durchschnitt zwei Jahre. Der Patient hat Kopf- und Gliederschmerzen, erhöhte Temperatur, Lymphknotenschwellungen und ein nicht juckendes Exanthem.

Weitere Symptome sind möglich:
- Alopecia, überall möglich
- Akne
- Angina syphilitica mit Belägen und Mykosen
- Ausschläge an Handgelenken und Fußsohlen
- Hautausschläge, umschrieben, wie ausgestanzt
- Iritis

- Netzhautablösung
- Perianal- und Perigenitalkondylome
- Periostitis

Merke
Überall, wo sich etwas ablöst, haben wir einen Hinweis auf Lues II.
Zwei Jahre post infektionem klingen alle Erscheinungen ab – in der Regel serologisch nachweisbar. Rezidive sind möglich.

3. Etappe:
a) prähumorale oder präserologische Periode: 6 Wochen = WaR Ø
b) humorale oder serologische Periode = WaR +

Schon Stunden nach der Infektion sind Bakterien im Blut. Der Primäraffekt kann an jeder Körperstelle auftreten, aber meist tritt er im Mund- und Genitalbereich auf. Sechs Wochen nach der Infektion erscheint eine regionäre Lymphadenitis.

Syphilis III (Tertiärstadium)

Während dieses Stadiums ist der Organismus so angegriffen, dass eine Superinfektion jederzeit möglich ist. Die klinische Heilung ist nicht immer vom Negativwerden der serologischen Zeichen begleitet. (COLE)

Drei bis fünf Jahre post infektionem erscheint die Lues III: Es bilden sich Haut-, Schleimhaut- und Organsymptome mit Tendenz zur Ulzeration und narbiger Abheilung, den »Gummen« (eingeschmolzene Granulome). Es kann jedes Organ befallen werden, besonders Knochen, Haut und Nase (Sattelnase). Gummen entstehen am harten und weichen Gaumen.

Es kann zu Spätkomplikationen kommen, z.B. in Form einer Aorta luetica. Im aufsteigenden Ast der Aorta kann sich ein Aneurysma bilden. Weiterhin kann eine Kiefer- und Gaumenatrophie auftreten.

Merke:
Bei jedem Aneurysma müssen wir an Syphilis III denken.

Neuro-Syphilis
Die Neuro-Lues mit Beteiligung des ZNS beginnt 10 bis 20 Jahre post infektionem. Mögliche Erkrankungen sind: progressive Paralyse, Untergang der grauen Hirnsubstanz, cerebrospinale und meningo-vasculäre Erkrankungen, gummöse Hirnlues und unterschiedliche neurologische Symptome.

Angeborene Lues (Syphilis connata)
Diaplazentar übertragene Lues.
Erfolgt die syphilitische Infektion vor dem 5. Schwangerschaftsmonat, kommt es zum Absterben der Frucht im Uterus und einer Totgeburt im 6. bis 7. Monat.

Das syphilitische Miasma ist das Sinnbild für gewaltsame, zerstörerische Degeneration und Perversion. Es ist das Ergebnis unnatürlicher, willkürlicher Unterdrückung von schankerartigen Leiden.

Folgen der Unterdrückung von Lues und syphilitischem Miasma
Angeborene Fehl- und Missbildungen von/an Organen, z.B.:
• Augen
• Gesichtsknochen
• Gaumen, weicher
• Gaumenspalte
• Gehirn
• Hals
• Herz
• Knochen
• Kopf
• Nervensystem
• Periost
• Rückenmark
• Tonsillen

Alle körperlichen Missbildungen sind syphilitisch. Übertragung und Ansteckung erfolgen dynamisch-energetisch.

Vom Augenblick der Ansteckung an durchdringt das syphilitische Miasma den gesamten Organismus und bringt erst dann das typische Lokalsymptom hervor. Es handelt sich also niemals um eine örtliche Ansteckung.

Die Lebenskraft ist sofort mit der Ansteckung verstimmt. Die dynamische Ansteckung veranlasst die Lebenskraft, durch das Lokalsymptom den inneren Organismus zu beschützen. Es entsteht der Primäraffekt: der Schanker und die Bubonen.

Im Stadium II erscheinen zunächst Rachenulcera, später Haarausfall. Werden diese Zeichen (durch allopathische Medizin) unterdrückt, wird die Lebenskraft daran gehindert, diese Zeichen nach außen zu bringen. Dann geht die zerstörende Kraft der Lues ins Innere des Organismus, innere Organe werden angegriffen: Herz, Nieren, Leber, Milz, Gehirn, alle Gewebe und Knochen.

Latent ist Lues im Stadium II am ansteckendsten.

Werden die Zeichen und Erscheinungen des dritten Stadiums unterdrückt, kommt es zu ernsten Destruktionen. In diesem Stadium wirkt die Lues besonders zerstörerisch an Periost, Knochen, Gehirn, ZNS.

Das syphilitische Miasma ist in jedem Stadium ansteckend. Beim Angesteckten nimmt das syphilitische Miasma ab dem Stadium seinen Verlauf, in dem der Ansteckende sich gerade befand.

Die Länge des Prodromalstadiums richtet sich danach, in welchem Stadium der Ansteckende sich befindet. Im Primärstadium circa 14 Tage, im Sekundärstadium bedeutend länger, und besonders lang im 3. Stadium und in der Spätsyphilis.

Hereditäre Syphilis

Bei der hereditären Lues kann es zu Entwicklungsstörungen im Gesamtorganismus kommen: Kleinwüchsigkeit, Infantilismus, Autismus, verspätetes Einsetzen der Geschlechtsreife. Totgeburten, Zwillinge, Frühgeburten. Entwicklungsstörungen an einzelnen Organen (Auge, Sehnerv, Strabismus, Netzhautablösung), weiche Zähne, Deformationen der kleinen Zähne, Fehlen von

Zähnen (nicht angelegt), gezahnte, eingekerbte Zähne, mit Zähnen geboren, sehr früh die ersten Zähne (im 2./3. Lebensmonat). Schädeldeformationen, Hydrozephalus, tiefe Gaumenspalte, platte Nase, asymmetrische Gesichtshälften, Missbildungen der Extremitäten, der Tibia, Riesenwuchs, Pes varus (Klumpfuß), Destruktionen im Zentralnervensystem, Epilepsie, Multiple Sklerose, Tics, Idiotie, Paresen, Paralysen, Missbildungen des Herzens, der Aorta.

Ein Kind kommt z.B. mit einer dritten Niere zur Welt oder es fehlt eine Niere, Situs inversus (Umkehrung der Organlage); unvollkommene fetale Entwicklungen. Down-Syndrom, ererbte Fehlentwicklungen.

Leitaspekte des syphilitischen Miasmas

- Destruktivität
- Defekte
- Paralyse
- Parese
- Ulzerationen an der Haut, tief, wie eingestanzt; glatte Ränder, Fissuren und Eiterungen
- Zerstörungen, besonders des Nervensystems, der Knochen, des Periosts

Charakteristische Zeichen und Symptome

Allgemeinsymptome
- Abneigung gegen Fleisch
- Ausscheidungen mit üblem, aashaft scharfem Geruch
- Berührung, sehr empfindlich gegen
- Defekte
- Entartungen
- Gewichtsverlust, rascher
- Heilung, verzögerte
- Neuralgien
- Schmerzen nachts am schlimmsten
- Schwitzen, starkes, erschöpfend
- Sucht

Modalitäten
< Ausscheidungen (Stuhl, Schweiss, Urin)
< Kälte, starke Kälte und Wärme
< nachts, von Sonnenuntergang bis Sonnenaufgang
< Wärme
< Sturm
< an der See
< Im Winter

> Ausbruch eines alten Ulcus oder durch Ausbruch eines alten Ulcus, das vorher unterdrückt wurde, z.B. durch Salben.
> in den Bergen
> Bewegung
> kalte Anwendungen (bei Schmerz)

Merke
Ein syphilitisches Ulcus schmerzt nicht.

Gemütssymptome
- Alkoholismus, schwerer
- Abneigung gegen Gesellschaft, panische
- Anstrengung, geistige, erschöpft ihn, obwohl er viel Phantasie hat
- Apathie
- Beklemmung, ängstliche, nachts
- Depressionen
- Empfindlichkeit, Reizbarkeit
- Gefühl weit weg zu sein
- Gleichgültigkeit der Zukunft gegenüber
- Heftigkeit
- Konzentrationsschwäche
- Lähmung, geistige
- Laune, schlechte
- Niedergeschlagenheit
- Rechner, schlechter
- Ruhelosigkeit treibt fast zum Selbstmord
- Ruhelosigkeit treibt nachts aus dem Bett
- Schwäche, mentale
- Schwachsinn
- Schwermut, behält er/sie für sich, spricht nicht darüber, man merkt es erst, wenn es zu spät ist
- Selbstmord durch Ertränken oder Erhängen
- Stumpfsinn
- Sucht in jeder Form
- Suizidgefahr
- Unruhe
- Vergesslichkeit, kann kurz zuvor Geschehenes nicht behalten
- Verhalten, ständig abweisendes
- verrückt, meint, sie/er werde
- verschlossen
- Zerstörungswut
- zornig, durch Widerspruch

Klinische Diagnosen
- Augen, asymetrisch
- Brustkorb, asymmetrisch
- Gehirn, Degeneration des
- Gesicht, asymetrisch
- Karies
- Knochen, Zerstörung von
- Knochenerweichung
- Kopfschmerz vom Scheitel bis tief ins Gehirn und in den Hinterkopf
- Kopfschmerz, durchbohrender
- Nervenschwäche, weint grundlos
- Organe, degenerative Veränderung
- Periostitis
- Rachitis
- Schwindel beim Sehen nach oben
- Skelettdeformationen
- Vergesslichkeit

Merke
Sofort bei Auftreten der Krankheit: seelische und geistige Störungen erleichtern die körperlichen Symptome.

Begleitsymptome der Syphilinie
- Alopecia areata
- Barthaare fallen aus, als Folge von Ausschlägen
- Glatze, alle Haare fallen aus
- Haarausfall an den Seiten des Kopfes
- Haarausfall auf dem Scheitel (latente Syphilinie)
- Haare können einen üblen Geruch haben und sauer riechen
- Haare, fettig, ölig
- Haut, dicke, schwere, gelbe Krusten und Ausschläge
- Kopfhaut: starke, übelriechende Schweiße

- Reizbarkeit, nervöse
- Schlaflosigkeit, große
- Unruhe, starke

Augen

- Ablatio retinae (Netzhautablösung)
- Auge, eines liegt tiefer als das andere
- Augenlider, Erkrankungen der
- Augenlider, rote oder körnige
- Augenschmerz, nachts
- Diplopie (Doppelsehen)
- Hornhautgeschwüre, chronische (Tub. und Syk.)
- Iritis luetica
- Lider, Verklebung der, im Schlaf
- Neuralgien, nachts und bei Hitze
- Oberlider, Schwellung der
- Ophtalmia neomatorium des Neugeborenen
- Ptose
- Störung des Auges, funktionelle
- Strabismus
- Tränen, scharf und brennend
- Tränenfluss, starker
- Veränderung von Linse, Sklera, Aderhaut, Ciliarkörper, Iris
- Wimpern, Ausfallen (Tub. oder latente Syph.)
- Wimpern, gebogene, geknickte, gebrochene Wimpern (Tub. oder latente Syph.)

Merke
Augenerkrankungen entwickeln sich aus dem syphilitischen und tuberkulinischen Miasma.

Ohren

- Mittelohr, Absonderungen, Eiterungen
- Mittelohr, Kalkablagerungen im
- Ohrenschmerzen
- Taubheit, langsam fortschreitende

Nase/Geruchssinn

- Fließschnupfen, Anfall von, mit katarrhalischen grün-gelben und dicken Absonderungen
- Geruchsverlust (Syk.)
- Krusten in der Nase, große, dicke, die das ganze Nasenloch ausfüllen, dunkel, grau, schwarz oder braun, oft übelriechend
- Krusten, nach Entfernung wieder Neubildung
- Nasengeschwüre
- Nasenknochen, Zerstörung der
- Oceana (Stinknase)
- Schnupfen, Absonderungen scharf und brennend
- Schnupfen, Nase verstopft
- Schnupfen, chronischer, bei Kindern (Syk., Tub.)

Gesicht

- Augenbrauen fallen aus
- Fascialislähmung
- Gesicht kann asymmetrisch sein
- Gesichtshaut, ölig
- Lippen, dicke (Tub., latente Syph.)
- Lippen, tiefe Risse in den
- Säugling, kann alt aussehen, grau, aschfahl, runzlig, vertrocknet, faltig
- Wangenknochen, kräftige (Tub., latente Syph.)

Mundhöhle

- Fehlstellung der Zähne, des Gebisses, Zähne sitzen kreuz und quer
- Geschmack nach Metall, Kupfer und süßlich
- Geschmacksverlust (Syk.)
- Milchzähne können verkrüppelt sein
- Schneidezähne sind verkrüppelt
- Speichel ist fadenziehend
- Zähne faulen am Zahnfleisch, brechen ab

Kehlkopf und Luftröhre

- Heiserkeit, einen Tag vor Menses

Lunge und Bronchien

- Asthma, chronisches
- Asthmaanfälle, nur nachts nach dem Hinlegen und bei Gewitter
- Atemnot, heftige Anfälle mit Schleimrasseln (1.00-4.00 Uhr)
- Bronchialhusten, schwerer, nach Asthmaanfall
- Husten, hart, trocken, bellend
- Husten, ein-/zweimaliges Bellen (wie ein Hund)
- Keuchen, mit Auswurf von weißem Schleim
- Keuchhusten, mit starkem Erbrechen (TBC), mit dickem, gelbem, eitrigem Auswurf
- Thorax fühlt sich wund an, berührungsempfindlich

Modalitäten

< Husten: nachts
< Asthma: im Sommer, bei feuchtwarmem Wetter

Herz

- Herzfehler, angeborener
- Herzklappenerkrankungen
- Schmerzen von der Basis bis zur Spitze

Magen

- Appetit auf ausgefallene Speisen
- Appetit, großer, auf Fleisch oder andere tierische Produkte
- Appetitverlust
- Schleimhauterosionen
- Verlangen nach alkoholischen Getränken
- Verlangen nach Milch, die nicht bekommt
- Ulcus ventriculi

Abdomen

- Leiste, Bubonen in der
- Leiste, Lymphknoten, geschwollen
- Leiste, Schmerzen nachts
- Schmerzen tief im Bauch, wie bei einer Nekrose

Intestinaltrakt

- Demineralisierung im Darm, exitöse
- Diarrhö, schmerzlose
- Erbrechen bei Säuglingen: mit Krämpfen und Konvulsionen, bis zum Koma, häufig mit Todesfolge
- Erbrechen mit Benommenheit
- Obstipation
- Stuhl: übel riechend und dunkel oder zu hell
- Verstopfung, chronische (das Rektum ist zusammengeschnürt)

Merke
> alle Symptome: im Gebirge

Rektum

- Fissuren
- Prolaps
- Ulcera am After

Harnorgane

- Oligurie, Urin zitronengelb und brühend heiß
- Urin nachts sehr reichlich, nach Frieren
- Urinieren erschwert, sehr langsam und unregelmäßig (einmal innerhalb von 24 Stunden)

Männliche Sexualorgane

- Hoden, Unterentwicklung der, durch Entzündung
- Hodenatrophie
- Oligospermie
- Penis, Unterentwicklung des
- Samenstränge, Entzündung und Verhärtung der

Weibliche Sexualorgane

- Dysmenorrhoe
- Fehlgeburten, häufig nach dem 5. Monat
- Fluor, erzeugt Jucken und Entzündungen, besonders nachts
- Fluor, fleischwasserfarben
- Fluor, sehr reichlich, übel riechend
- Fluor, wundmachend
- Labien, große, wunde Stellen
- Mammae fühlen sich wund an, sind berührungsempfindlich
- Menses, unerträgliche Schmerzen während der
- Menses, zwei Wochen zu früh, rosarot, hell und sehr reichlich
- Ovarien, Schmerzen, nachts
- Portio vaginalis, Empfindlichkeit
- Totgeburten, häufig

Merke
Syphilis befällt selten die Ovarien und den Uterus.

Extremitäten

- Arthritis mit marternden Schmerzen bis auf die Knochen mit Schwellungen, Hitze und Röte
- Beine, Schmerzen in den, die ganze Nacht, nach dem Hinlegen
- Fehlbildungen allgemein
- Füße, Knochenschmerzen
- Fußrücken, Schmerz auf den, bis zu den Zehen
- Handrücken, Geschwüre auf den
- Knie, Knochenschmerz in den
- Knochenhaut, schießende, lanzierende Schmerzen der
- Lähmungen (Folgen von Paralyse)
- Röhrenknochen, lange, schießende, lanzierende Schmerzen, besonders der Schienbeine

Modalitäten
< alle Beschwerden: nachts und bei Wetterwechsel
< Schmerzen: warme Anwendungen
> Schmerzen: kalte Anwendungen

Merke
Alle Schmerzen sind nachts besonders schlimm.

Haut
- Flecken, kupferfarben, werden in der Kälte blau
- Gefühl, beißendes (wie von Wanzen gebissen), nur nachts
- Gelenke, Hautausschläge um die, in kreisförmigen Gruppen/Segmenten
- Hautausschläge, generalisiert
- Hautausschläge, syphilitische
- Hauterkrankungen mit Lymph- und Drüsenbeteiligung
- Hautpilz
- Nachtschweiße, starke
- Schweiß mit Schwäche

Modalitäten
< Schwitzen: Liegen

Merke
Farbe der Hauterscheinungen: kupferfarben (wie roher Schinken), bräunlich oder hochrot.
Die Hautausschläge jucken nicht, sind wenig empfindlich oder schmerzhaft.

Modalitäten aller Lokalsymptome
< am Meer
< Ärger, löst heftige Reaktionen aus
< Durst
< nachts von Sonnenunter- bis Sonnenaufgang
< Sommer, Sonne
< Wärme, Hitze

> altes Ulcus/alte Vernarbung tritt wieder auf
> Anwendungen, kalte, besonders bei Schmerzen
> Bewegung, insbesondere heftige

Das psorische Miasma
– Psora

Allgemein

Nach Hahnemann ist die Psora die Grundursache jeglicher Krankheit. Ohne die Psora hätten sich die anderen chronischen Krankheiten (Syphilinie, Sykosis, Tuberkulinie – Tuberkulinie ist so nicht von Hahnemann beschrieben worden) nicht entwickeln können. Die Psora ist das Terrain, auf dem alle Krankheiten entstanden sind, sie ist die Urkrankheit der Menschheit. Sie ist eine Ordnungsstörung im Inneren des menschlichen Organismus.

Begriffsbestimmung

Psora:
griechisch, Bezeichnung für Krätze (Skabies)
Hahnemann kannte die Krätze als von Milben verursacht. Im weiteren Sinne als Bezeichnung für eine tief liegende, durch Ansteckung erworbene oder ererbte Störung des Organismus verwendet.

Krätze (Scabies)

Die der Psora zugehörige Infektionskrankheit ist die Krätze (Scabies). Hahnemann beobachtete, dass durch Unterdrückung der Scabies chronische Krankheiten auftreten, aber auch dass eine Ansteckung an diesem Miasma erfolgen kann ohne akute Erkrankung an der Infektionskrankheit, und dass die Störung ererbt sein kann.

Viele Symptome des Miasmas können von der zugehörigen Infektionskrankheit abgeleitet werden.

Krätze ist eine leicht ansteckende Hauterkrankung, verursacht durch Krätzemilben (Acarus scabiei). Die Milben bohren in die Haut Gänge mit anschließender Eiablage. Das verursacht einen starken Pruritus und Entzündungen.

Leitsymptome
- Brennen
- Entzündung
- Jucken

Merke

Hauterkrankungen, die nicht jucken, sind nicht psorischen Ursprungs!

Lokalisation

Interdigitalfalten (Schwimmhäute), Beugeseiten der Handgelenke, vordere Achselfalten, Brustwarzenhof und Penis. Es entsteht ein juckendes Exanthem mit Knötchen und Krusten.

Formen der Krätze

Discreta
die abgekürzte Form, mit kaum merklichen Hautveränderungen, bei Menschen, die sich häufig waschen, also empfindlich sind durch Wasser. Starker Juckreiz, besonders in der Bettwärme (Aloe, Sulph.).

Nosoda
bis erbsengroße, juckende Knötchen, besonders bei Kleinkindern, sehr hartnäckig trotz schulmedizinischer Behandlung.

Norwegica
ausgedehnte oder generalisierte Rötung und Schuppung, ödematöse Schwellung der gesamten Haut, oft Juckreiz, Spannungsgefühl und Frösteln (Mangel an Lebenswärme), dicke Borkenbildung an Händen und Füßen, sehr ansteckende Form.

Theorie Hahnemanns zur Psora

(Aus: »Chronische Krankheiten«)

Primäraffekt bzw. Prädilektionsstelle: Haut
Ein kleines Bläschen auf der Haut mit einem roten Hof, enthält nur wenig seröse Flüssigkeit, juckt stark, besonders in der Bettwärme, trocknet aus und fällt schuppend ab.

Aus dem Organon

»Unermesslich ausgebreiteter, folglich weit bedeutender, als genannte beide (Syk. und Syph.; die Red.), ist das chronische Miasma der Psora, bei welcher (während jene beiden, die eine durch den venerischen Schanker, die andere durch die blumenkohlartigen Auswüchse ihr spezifisches inneres Siechtum bezeichnen) sich das innere, ungeheure, chronische Miasma ebenfalls erst nach vollendeter innerer Infektion des ganzen Organismus durch den eigenartigen, zuweilen nur in einigen wenigen Blütchen bestehenden Haut-Ausschlag mit unerträglich kitzelnd wollüstigem Jucken und spezifischem Geruche beurkundet – die Psora, jene wahre Grund-Ursache und Erzeugerin fast aller übrigen, häufigen, ja unzähligen Krankheits-Formen, welche unter den Namen von Nerven-Schwäche, Hysterie, Hypochondrie, Manie, Melancholie, Blödsinn, Raserei, Fallsucht und Krämpfen aller Art, Rachitis, Skrophel, Skoliosis und Kyphosis, Knochenfäule, Krebs, Blutschwamm, Afterorganisationen (Fehlorganisation/-entwicklungen; die Red.), Gicht, Hämorrhoiden, Gelb- und Blausucht (Ikterus und Zyanose; die Red.), Wassersucht, Amenorrhoe und Blutsturz aus Magen, Nase, Lungen, aus der Harnblase oder der Gebärmutter, von Asthma und Lungenvereiterung, von Impotenz und Unfruchtbarkeit, von Migräne, Taubheit, grauem/schwarzem Star, Nierenstein, Lähmungen, Sinnenmängeln und Schmerzen tausenderlei Art usw., in den Pathologien als eigne, abgeschlossene Krankheit figurieren.«

(**Organon § 80**)

»Es wird dadurch, dass dieser uralte Ansteckungs-Zunder, nach und nach, in einigen hundert Generationen, durch viele Millionen menschlicher Organismen ging und so zu einer unglaublichen Ausbildung gelangte, einigermaßen begreiflich, wie er sich nun in so unzähligen Krankheitsformen bei dem großen Menschen-Geschlechte entfalten konnte, vorzüglich wenn wir uns der Betrachtung überlassen, welche Menge von Umständen zur Bildung dieser großen Verschiedenheit chronischer Krankheiten (sekundärer Symptome der Psora) beizutragen pflegen, auch au-

ßer der unbeschreiblichen Mannigfaltigkeit der Menschen in ihren angeborenen Körper-Konstitutionen, welche schon für sich so unendlich voneinander abweichen, dass es kein Wunder ist, wenn auf so verschiedene, vom psorischen Miasma durchdrungene Organismen, so viele verschiedene, oft dauernd, von innen und außen einwirkende Schädlichkeiten auch unzählbar verschiedene Mängel, Verderbnisse, Verstimmungen und Leiden hervorbringen, welche unter einer Menge eigner Namen fälschlich als für sich bestehende Krankheiten bisher in der alten Pathologie aufgeführt werden.«

(**Organon, § 81**)

»Zwölf Jahre brachte ich darüber zu, um die Quelle jener unglaublich zahlreichen Menge langwieriger Leiden aufzufinden, diese der ganzen Vor- und Mitwelt unbekannt gebliebene, große Wahrheit zu erforschen, zur Gewissheit zu bringen und zugleich die vorzüglichsten (antipsorischen) Heilmittel zu entdecken, welche diesem tausendköpfigen Ungeheuer von Krankheit in seinen so verschiedenen Äußerungen und Formen zumeist gewachsen wären. Ich habe meine Erfahrungen hierüber in dem Buche: Die chronischen Krankheiten (4 Thle. Dresd. B. Arnold, 1828, 1830 und zweite Ausgabe in 5 Bänden, bei Schaub) vorgelegt. Ehe ich mit dieser Kenntnis im Reinen war, konnte ich die sämtlichen chronischen Krankheiten nur als abgesonderte, einzelne Individuen behandeln lehren, mit den nach ihrer reinen Wirkung an gesunden Menschen bis dahin geprüften Arzneisubstanzen, so dass jeder Fall langwieriger Krankheit nach der an ihm anzutreffenden Symptomen-Gruppe, gleich als eine eigenartige Krankheit von meinen Schülern behandelt und oft so weit geheilt ward, dass die kranke Menschheit über den schon so weit gediehenen Hilfsreichtum der neuen Heilkunst frohlocken konnte.

Um wieviel zufriedener kann sie nun sein, dass sie dem gewünschten Ziele um so näher kommt, indem ihr die nun hierzu gefundenen, für die aus Psora hervorkeimenden, chronischen Leiden noch weit spezifischeren homöopathischen Heilmittel und die spezielle Lehre, sie zu bereiten und anzuwenden, mitgeteilt worden, unter denen nun der echte Arzt diejenigen wählt, deren Arznei-Symptome der zu heilenden, chronischen Krankheiten am meisten homöopathisch entsprechen, und so fast durchgängig vollständige Heilungen bewirken.«

(**Anmerk. 1 zu Organon § 80**)

Vom philosophischen Standpunkt aus ist die Psora die Grundursache jeglicher Krankheit. Hätte die Psora als infektiöses Agens (Miasma) den Menschen nie ergriffen, wären auch die beiden anderen chronischen Grundkrankheiten unmöglich, Syphilis und Sykosis. Der Mensch wäre vollkommen unempfindlich für akute Krankheiten. Alle diese Krankheiten des Menschen basieren auf der Psora, sie ist das Terrain, auf welchem alles andere sprosst, dieses andere entstand alles erst sekundär.

Die Psora ist also die Grundursache aller Krankheiten des Menschen, sie war die erste, die Urkrankheit. Sie ist eine Ordnungsstörung im Inneren des Organismus. Diese Ordnungsstörung wirkt sich in der Form der verschiedenen chronischen Krankheiten aus, der allerverschiedensten chronischen Krankheitsmanifestationen. Wäre die menschliche Rasse nie von der Ordnung abgewichen, so wäre die Psora nie ins Leben getreten.

Psora bedeutet Ungleichgewicht

Die Psora zeigte sich ursprünglich als eine ansteckende, juckende Hauterscheinung mit feinen Bläschen, verursacht durch die Krätze-Milbe. Durch die unterdrückende Behandlung dieser Hauterscheinung hat die Psora einen außerordentlich vielfältigen Charakter angenommen, bis sich als Folge dieser Unterdrückung strukturelle Veränderungen krankhafter Art im Inneren des Organismus entwickelten.

Wenn dann noch – während dieser Unterdrückung – andere Miasmen wie Syk. und Syph., im Organismus durch Vererbung vorhanden waren, wurden die erwähnten krankhaften Erscheinungen noch erheblich verstärkt durch die vollkommene Verschmelzung der Miasmen.

Durch dieses Ereignis entstehen neue Krankheiten. Die tuberkulöse Diathese ist das Ergebnis einer solchen Verbindung. Ihre Tiefenwirkung im Organismus ist die stärkste und die verheerendste aller Krankheitserscheinungen. Daraus können sich neue Krankheiten entwickeln wie Epilepsie, Geisteskrankheiten, maligne Leiden, Tumoren, Ulzera und die meisten Hauterscheinungen.

Die Psora ist das Ungleichgewicht, der Defekt, der Mangel an Selbstbewusstsein, die Angst, die Hemmung in allen Lebensäußerungen.

Sie erzeugt Mangelzustände, was den Geist, die körperliche Betätigung und alle Aktivitäten betrifft, Verzagen, Schwäche aller Organe, Willensschwäche, Trägheit, Unsicherheit, Angst, Zurückhaltung, Gleichgültigkeit, schlechte Verdauung, Kälteunempfindlichkeit, ernährungsbedingte Störungen, schlechtes Gedächtnis, Neigung zu Übergewicht bedingt durch Ernährungsstörung, Erkältungsneigung, verzögerte Knochenbildung, Zahnungs- und Gehstörungen.

Der typische psorische Patient

- Er sucht immerzu Schutz und Hilfe bei Älteren. Das Psora-Kind hat immer Angst, von der Mutter und von zu Hause wegzugehen. Das Kind versteckt sich in der Öffentlichkeit. Aufgrund seiner Furchtsamkeit ist es zurückhaltend.
- Scham, Scheu, Zurückhaltung und Suche nach Anerkennung charakterisieren den Menschen als Kind und auch später im Erwachsenenalter.

- Er hat Angst verrückt zu werden. Bezeichnend für den Psoriker ist: Er fürchtet, dass man diese spezielle Angst bemerken könnte.
- Er hat eine ausgeprägte Tendenz zur Traurigkeit bis zur Melancholie, besonders in der Einsamkeit.
- Neigung zur Passivität, Ruhe
- Neigung zur Furcht bei Grausamkeiten
- Tendenz zur geistigen Verwirrung und zu Ausdrucksschwierigkeiten
- Er ist erschöpft und ermüdet von jeder Anstrengung.

Hauptmittel
- Calcium Carbonicum
- Psorinum

Leitaspekte des psorischen Miasmas

- die Farbe Blau
- Obstipation
- Rhythmusstörungen als Folge des Mangels an Energie, des »Weniger«, »Defekts«, »Versagens«, der Angst

Angriffsgebiete der Psora
Die Psora affiziert alle Gewebe, Knochen und Gelenke.

Lepra ist eine neue Form der Psora.

Unterdrückung, Folgen davon
Wenn man die Psora unterdrückt, kann sich daraus jede Krankheit entwickeln, die zur Psora gehört.

Merke
Asthma ist immer eine Folge der unterdrückten Psora.

Charakteristische Zeichen und Symptome des Miasmas

Allgemeines

- Ansteckung, empfindlich bei Infektionsgefahr
- Einflüsse, äußere, empfindlich gegen (Wetterwechsel, Temperatur)
- empfindlich, besonders auf Unterdrückungsmaßnahmen
- Frösteln, häufiges (Mangel an Lebenswärme)
- Juckreiz, extremer, mit/ohne Ausschlag, Patient verzweifelt daran

Modalitäten
< Frösteln: Bewegung und Kälte
> Frösteln: Ruhe und Wärme (bei Hautsymptomen umgekehrt)
> Juckreiz: Ausleitungsprozesse (Diarrhö, Harnabgang, Schweiß, Schnupfen, Sekretabsonderungen)

Gemüt

- Angst mit Beklemmung, morgens
- Angst und Furcht (ganz stark ausgeprägt)
- Angst, Alleinsein und Dunkelheit
- Angst, übertriebene, fürchtet Ereignisse im Vorfeld (Calc.)
- Fassung, verliert sie schnell
- Freude, überempfindlich gegen (irritiert ihn)
- Furcht vor dem Tod
- Hoffnungslosigkeit
- klagend, ständig
- krank unheilbar, denkt, er sei
- kritisierend, oft
- murrend, ständig

- Nachrichten, schlechte, überempfindlich gegen
- pessimistisch, bejammert sich trotz Genesung (Psor.), (Tub. ist da ganz anders)
- Stimmungswechsel, plötzlicher, Fröhlichkeit – Traurigkeit/schlechte Laune (Puls.)
- unzufrieden, immer
- Veränderungen, bemerkt jede kleine
- Vorahnungen, ängstliche
- Wut, zittert vor
- zornig, schnell

Modalitäten
< Pessimismus: bei Neumond und vor den Menses
< Schwermut: morgens

> Weinen beruhigt, fühlt sich besser in Bezug auf die Angst

Begleitsymptome
- Ängstlichkeit
- arbeitsscheu
- Beklemmung
- Blutandrang (Plethora)
- Denken, Abneigung gegen
- Depressionen
- Depressionen mit Selbstmordneigung
- Einbildungen aller Art, meist vorübergehend und flüchtig
- Erbrechen
- ernst, immer, versteht keinen Spaß
- erschöpft, leicht, durch geistige Anstrengung (Tub.)
- erschöpft, leicht, von psychischen Eindrücken
- faul
- Frösteln
- Furcht
- Gedanken, Schwinden der, beim Lesen oder Schreiben
- Gedankenleere, völlige, zeitweise
- geistesabwesend
- geräusch- und lärmempfindlich
- Herzklopfen, starkes
- Hitzewallungen
- Jammern vor anderen, will dem Partner ein schlechtes Gewissen machen
- Kälte
- Kälteschauer
- Konvulsionen
- Kopfschmerzen
- Kopfschmerzen, bei geistiger Anstrengung, z.B. Lesen, Lernen
- kraftlos, plötzlich
- lustlos
- mürrisch
- Nervenschwäche
- niedergeschlagen
- Ohnmachtsanfälle
- Pulsieren in verschiedenen Körperteilen
- reizbar
- Ruhelosigkeit, anfallsweise, aber nicht stark ausgeprägt
- ruhig, in der Krankheit bleiben sie lieber allein
- Schütteln
- Schwäche, große
- Schwermut
- Suizidgefahr
- Übelkeit
- Unruhe
- Vorstellungen, aufregende
- Zerstreutheit, leichte
- Zittern

Merke
Bei allen Miasmen werden geistige oder seelische Störungen durch ein äußeres Auftreten von Krankheiten sofort erleichtert.

Schwindel bei/beim:
- Aufstehen, vom Sitzen oder Liegen
- Bewegung
- Fahren
- Gehen oder Laufen
- Lesen oder Schreiben
- Nach-oben-Sehen, schnelles
- Schifffahrt (Seekrankheit)
- Schließen der Augen
- Umdrehen im Bett

Empfindungen beim Schwindel
- Fallen, Gefühl von
- Geist, Verwirrung des, mit Flecken oder Sternen vor den Augen
- Schiff, Gefühl wie auf einem
- Schleier vor den Augen, Gefühl eines
- Sinnestäuschungen, Dinge erscheinen zu groß oder zu klein

Als ob, bei Schwindel
- der Kopf größer als der Körper sei
- man sich im Kreise drehen würde
- man schwimmen würde
- man schwebt

Begleitsymptome bei Schwindel
- Aufstoßen
- Beine, Schwäche der
- betrunken, wie
- Blutandrang zum Kopf mit vorübergehender Blindheit (Amaurose)
- Erbrechen von Schleim
- Herzklopfen
- Kopf, Schwere des

- Kopfschmerzen
- Übelkeit
- Verstopfungen mit Hitzewallungen
- Verwirrtheit

Modalität
> Schweiß: Schwindel

Merke
Schwindel ist meistens psorisch.

Kopfschmerzen
- Kopfschmerzen, anfallsweise
- Kopfschmerzen, heftig
- Kopfschmerzen, qualvoll
- Scheitelkopfschmerz, selten (eher Syk.)
- Schläfenkopfschmerz, häufig
- Stirnkopfschmerz, meistens

Modalitäten
> nach Sonnenuntergang, Ruhe, Stille, Schlaf, Wärme, Liegen
> heiße Anwendungen (Kälte: Syph.)

Begleitsymptome Kopfschmerz
- Gallenkoliken
- Übelkeit
- Erbrechen

Merke
Schmerzen kommen und gehen mit der Sonne.

Äußerer Kopf

- hat gerne den Kopf bedeckt

Kopfhaut und Haare

- Absonderungen, kaum
- Ausschläge, trocken, ekzematös, schmerzhaft, stark juckend

- Ausschläge, trocken, krustig (klein), (feuchte, dicke eher Syph.; Herpes – Syk.)
- Ausschläge, wenn doch feuchte, dann wenig Absonderung
- Brennen und Schmerz nach Kratzen, das Pruritus bessert
- Eruptionen, papulöse, kleine
- Haar, hält nicht
- Haar, leblos
- Haar, trocken und glanzlos
- Haar, ungekämmt, wie
- Haar, weiß, stellenweise
- Haarausfall nach akuten Krankheiten (Fieber)
- Haarausfall, nach Entbindung
- Haarausfall, allgemein
- Haare, brechen schnell, spalten
- Haare, graue, sehr früh
- Hitze des Kopfes (auch Tub.)
- Kämmen nur möglich, wenn das Haar nass ist
- Kopfhaut, stark juckend
- Kopfhaut, wirkt unsauber
- Pickel, die sehr empfindlich sind (Pusteln, Eiterpickel: Tub.)
- Pickel, entzündete
- Schuppen, trockene, kleieartige

Modalitäten
Jucken:
< Bettwärme, abends oder nachts

> Kratzen, es folgt aber Brennen und Schmerz nach dem Kratzen

Augen und Sehen

- Buchstaben fließen beim Lesen zusammen (Ruta, Nat.-m.)
- Canthi, starkes, anhaltendes Jucken
- Entzündung des Auges mit starkem Jucken und Brennen
- feurige Zickzack-Erscheinungen
- Flecken
- Gesichtsfeld, flackerndes oder verwischtes
- Jucken und Brennen der Augen
- Lichtempfindlichkeit, lichtscheu
- Lider, Bedürfnis sie zu reiben
- Neuralgien, morgens früh oder 13.00 Uhr
- reiben, Augen, heftiges Verlangen, sie zu
- Sehstörungen
- Trockenheit, starke, der Augen

Modalitäten
> Neuralgie: Hitze

Merke
Juckreiz nicht besser durch Reiben

Ohren und Gehör

- Aussehen der Ohren unsauber, durch Waschen nicht sauber
- Gehörgang trocken, schorfig, schuppig, schmutzig
- Gehörgang, trockene, kleieartige Schuppen im (Lyc., Petr., Psor.)
- Geräusche und Lärm, Überempfindlichkeit gegen
- Ohrenschmalz, entweder stark vermehrt oder vermindert

Nase und Geruchssinn

- Absonderungen, dünn, wässrig und scharf
- Akne vulgaris, an der Nase
- Erkältungen, Nase, beginnen mit Niesen, Rötung, Hitze

- Erkältungen, Nase, mit großer Empfindlichkeit gegen Berührung
- erwacht vom Geruch kochender Speisen, von Blumenduft, Parfüm, Farben, Pflanzen
- Essensgerüche machen Übelkeit und Erbrechen, dadurch Widerwillen gegen Essen
- Furunkel, schmerzhafte, an der Nase
- Pickel an der Nasenscheidewand. Diese ist sehr schmerzhaft und empfindlich.
- selten Geruchsverlust (eher Syk., Syph.), außer wenn hervorgerufen durch Antibiotika

Merke
Ein rein psorischer Heuschnupfen ist leicht zu behandeln, der tuberkulinische am schwersten.

Begleitsymptome zu Nase und Geruchssinn
Durch Gerüche:
- Appetitverlust
- Kopfschmerzen
- Ohnmacht
- Schwindel
- Unwohlsein, Magen

Gesicht

- Akne vulgaris
- Erysipel (Syk.)
- Lippen, geschwollen, brennend
- Lippen, rot
- Lippen, trocken, ausgedörrt
- Lippenrand, ödematös
- Gesicht, rot, heiß, glänzend mit Fieber
- Gesicht, Rötung, plötzlich (klimakterische Hitzewallung)
- Gesicht, trocken, pickelig, sieht unrein aus

Mundhöhle

- Geschmack, Brot schmeckt bitter
- Geschmack, Wasser hat einen unnatürlichen Geschmack
- Geschmacksveränderungen
- Mundfäule bei Kindern (nicht rein psorisch)
- Stomatitis bei Kindern (nicht rein psorisch)
- verbrannt, Gefühl im Mund, wie

Kehlkopf und Luftröhre

Hier greift die Psora nicht (Syk., Tub.).

Thorax

Hier greift die Psora nicht (Tub.).

Lunge und Bronchien

- Husten, trocken, quälend
- Auswurf, spärlich, geschmacklos, manchmal schleimig

Herz

- Angst oder Furcht bei Herzbeschwerden, glaubt herzkrank zu sein und sterben zu müssen
- Gefühl wie weh und wund
- heftiges Hämmern, oft begleitet mit Angst und Traurigkeit
- Herzschmerzen, scharf
- Herzbeschwerden, durch:
– Angst

- Enttäuschung
- Essen und Trinken
- Röhmheldsyndrom
- übergroße Freude (Coffea)
- Verlust von Freunden (Verlustängste)
• Herzklopfen
- beim Hinlegen
- während der Defäkation
- während des Essens
• Herzrhythmusstörungen
• Herzschmerzen,
- durchdringend
- schneidend
- stechend (auch Syk.)
• Ödeme, durch Herzschwäche (Anasarka, Herzwassersucht)
• Schwächegefühl am Herzen
• Schweregefühl
• Wechsel zwischen psychischen und Herzsymptomen

Modalitäten Herz
< abends, direkt nach dem Essen
< morgens
< Bewegung
< Lachen
< Husten
< andere Erschütterungen
< beim Einschlafen
< Liegen auf dem Rücken
< nach/durch Essen oder Trinken

\> Luftaufstoßen
\> Ruhe

Merke
- Herzsymptome sind psorisch oder sykotisch.
- Psorische Herzsymptome sind Zeichen des 2. Stadiums der Sykose.

- Der Psorakranke merkt sofort, wenn der Herzrhythmus unregelmäßig ist und achtet darauf.
- Die Psora macht Herbeschwerden als Folge von Magenstörungen, Flatulenzen, Maldigestion.
- Puls im Fieber voll und hüpfend

Magen
• Abneigung gegen gekochte Speisen
• Aufblähung und Völle, nach dem Essen
• Blähbauch mit Flatulenz, starke, nach dem Essen
• Entkräftung, große, nach dem Essen, macht schläfrig
• Erschöpfung, nagende, vor dem Essen (Sulph.) (Unterzuckerung)
• Fett, fette Speisen, Pasteten, isst sie gerne
• Hunger mit Gefühl von Schwäche
• Hunger, krankhafter/unnatürlicher, 1-2 Std. vor der Essenszeit
• Hunger, wenn der Magen voll ist
• Magenschmerzen
• Magenschmerzen, schneidend, nagend, kolikartig (Syk.)
• schläfrig, nach dem Essen
• Schweißausbruch, starker, durch Essen
• Verlangen, starkes nach
- heißem und warmem Essen
- Gebratenem
- Saurem
- starken Gewürzen (»Pfefferfresser«)
- Stimulantien
- Zucker und Süßigkeiten
• Vorlieben ändern sich,»Das, was ich sonst gerne esse, schmeckt mir nicht mehr.«

Modalitäten Magen
> Essen: initial
> heiße Getränke
> heiße Anwendungen
> Aufstoßen von Luft
> leichte Bewegung

Empfindungen

- Angst in der Magengrube
- Benommenheit, Schläfrigkeit, Schwere, nach dem Essen
- Diarrhö, Gefühl wie
- Erbrechen, Gefühl wie
- Gefühl von Kälte oder Hitze, Völle oder Schwere, Enge oder Leere
- Herzklopfen
- Husten
- Klopfen oder Pochen, Gefühl wie
- Klotz im Magen, Gefühl wie
- Kopfschmerzen nach dem Essen, mit Blähungen
- Pulsieren, Gefühl wie
- Schlagen, Gefühl wie
- Schmerzen in verschiedenen Körperteilen
- Schweißausbrüche nach dem Essen
- Stein im Magen, Gefühl wie
- Übelkeit
- Zusammenschnürung, Bedrückung

Abdomen

- Aufblähung
- Aufstoßen, saures
- Ausdehnung
- Bauchkrämpfe, von kaltem Wasser, Milch, Kartoffeln, Bohnen und nach Diätfehlern
- Bauchschmerzen, scharf und schießend (lanzinierend, durchbohrend)
- Brennen in der Speiseröhre
- Darmträgheit, sehr stark
- Durchfall, als ob er einsetzen würde, besonders morgens
- Gefühl von Einschnürung oder Band/Seil um den Bauch
- Gefühl, leeres, schwaches, im Bauch
- Hernien (Psor. oder Tub.)
- Meteorismus und Flatulenz
- Rumpeln und Gurgeln im Bauch, sobald man etwas isst oder trinkt
- Störungen, funktionelle
- Völle

Modalitäten
< Bewegung, Stehen, Sorgen, Kummer

> Wärme (bei Schmerz), Ruhe, Liegen, Stille

Merke
Keine Besserung der Kolik durch Zusammenkrümmen (Syk. muss sich hinlegen)

Intestinaltrakt

Psorische Diarrhö durch:
- Entblößung, geringste
- Ereignisse, ungewöhnliche
- Erkältung
- Geruch, stinkender, bei Kälte
- Kummer
- Nachrichten, schlechte
- Prüfungen, plötzliche
- Schreck
- Überfressen
- Unerwartetes

Modalitäten
< kaltes Essen oder Trinken
< Kälte, allgemein
< Bewegung

> Wärme, warme Speisen/Getränke
> Ruhe, Liegen

Obstipation

- kein Stuhldrang
- keine Darmtätigkeit
- Verstopfung, hartnäckig, andauernd, tagelang trotz Stuhldrang

Begleitsymptome
- Appetitverlust
- Arbeitsunlust
- Benommenheit
- Foetor ex ore
- Kopfschmerzen
- Schläfrigkeit
- schmierig belegte Zunge
- Schweregefühl
- Übelkeit

Stuhl

- Bällchen, runde, wie Schafskot, wie verbrannt
- schwierige Entleerung
- sitzt lange (braucht Zeit; Zeitung)
- trocken, wenig, hart
- wässrig, unverdaut,
- wechselnde Farbe, meist morgens

Harnorgane

- Harnverhalten, wenn der Körper kalt wird, bei Kindern und Alten
- Harnabgang, unwillkürlicher, bei Niesen, Husten oder Lachen
- Zystitis, wenig Schmerzen beim Urinieren (Syk. unerträglich)

Merke
Blut im Urin kann bei allen Miasmen vorkommen, je nach gesundheitlicher Situation!

Prostata
Psora greift hier nicht.

Sexualorgane

Frauen
- Menses
  – zu spät
  – spärlich
  – zu kurz
  – intermittierend, bis 24 Stunden
  – milder Fluss
- Menstrualblut
  – übelriechend
  – kleine Klumpen, eventuell kleine Koagel
- Dysmenorrhoe
  – in der Pubertät ohne extreme Schmerzen oder kolikartig
  – im Klimakterium ohne extreme Schmerzen oder kolikartig
- Fluor albus oder genitalis
  – spärlich, nicht erschöpfend
  – kann jede Farbe haben, meist weißlich
  – eiweißhaltig, geruchlos und mild

Schwangerschaft
Verlangen nach Buttermilch, sauren Sachen, Gurken, Kohl und unverdaulichen Dingen, die sonst nicht verlangt werden.

Extremitäten
• neuralgische Schmerzen

Modalitäten
< Bewegung

> Ruhe, Wärme

Empfindungen Extremitäten
• Brennen Handflächen/Fußsohlen
• Empfindlichkeit auf Kälte, gerötet, geschwollen
• Füße, trocken und heiß
• Hände und Füße, meist trocken und rau, Frostbeulen (Psor., Syph., Tub.)
• Kälte einzelner Körperteile wie Hände, Füße, Ohren und Nase
• Krämpfe der Beine, der Waden, Füße, Zehen oder im Fußspann (Rist)
• Parästhesien

Modalitäten
< Parästhesien: Hinlegen, nach Schlaf, Druck, Beinekreuzen

> Digitus mortus (Ischämie eines oder mehrerer Finger): Juckreiz
> Krämpfe: Ruhe

Haut

• Ekzeme mit papulösem Ausschlag
• Furunkel, kleine, schmerzhafte, empfindliche, nicht eiternd (reichlich eiternd: Tub.)
• Hautausschläge bestehen häufig aus kleinen Knötchen und Papeln.
• Hautausschläge, stark juckend
• Narben
• Schuppen breiten sich über das ganze betroffene Körperteil aus.
• Schuppen und Krusten sind dünn, leicht, fein und klein.
• Schweiß ist gering oder fehlend (wie bei Tub.), übel riechend, aashaft
• Schweiß zersetzt Strümpfe und Schuhwerk
• trocken, rau, schmutzig, ungesund
• Verletzungen
• Verletzungen heilen schnell, fast ohne Eiter und Narbenbildung

Modalitäten
< Wasser

Merke
– Das Auftreten von Furunkeln ist ein gutes Zeichen nach der Gabe eines antipsorischen Mittels.
– Hautjucken ist oft psorisch.
– Psoriasis und Pocken haben eine sykotische und psorische Grundlage.

Das tuberkulinische Miasma – Tuberkulinie

Definition

Das tuberkulinische Miasma gehört nicht zu den von Hahnemann gefundenen Krankheitsursachen. Es wurde von späteren Homöopathen für Krankheitszustände eingeführt, deren Symptomatik der einer Tuberkulose ähnelt. Ursache dafür ist nicht nur die erworbene und unterdrückte Tuberkulose, sondern auch die Vererbung einer durch Tuberkulose entstandenen Schwäche der Lebenskraft. Während die einen die Tuberkulinie für ein eigenständiges Miasma halten, z.b. VANNIER, halten andere sie für eine Mischung aus Sykose und Psora, z.b. SCHMIDT.

Über 80 Prozent der Krankheiten sind tuberkulinischer Natur, doch erkannte man erst 1910 den miasmatischen Einfluss. Häufig ist dieser mit Psora, Sykose oder Lues verkompliziert. Hier muss man an die verkomplizierte Mischung denken von Pseudo-Psora und Sykose und Lues, die auch tuberkulinische Mittel enthalten wie Sulf., Jod, Calc., Bar.-c., Lyc., Ars. und andere.

Infektionskrankheit Tuberkulose

(kurze Übersicht)
- Kochsche Krankheit (Robert Koch, Bakteriologe, 1843-1910)
- Tuberkel: kleine Geschwulst
- Tuberkulose: chronische Infektionskrankheit durch Mycobakterien

Nach VANNIER ist die Lunge das empfindlichste Organ für Tuberkulinie oder die Prädilektionsstelle. Tuberkulose befällt auch andere Organe und führt zu vielfachen Schäden und Kräfteverfall (Phthisis = Schwindsucht).

Drei Bakterien-Typen
- Menschen-Typ (Typus humanus)
- Rinder-Typ (Typus bovinus)
- Hühner-Typ (Typus galinaceus)

Eintrittspforte
- Atemwege
- Staub-Tröpfcheninfektion

Wegbereiter
- seelische Belastung
- körperliche Belastung
- Masern
- persistierende Krankheit
- Grippe
- Unterernährung

Drei Stadien
I. Primärstadium, Erstinfektion
Dauer: sechs Monate
II. Sekundärstadium, generalisiertes Stadium
Dauer: mehrere Jahre
III. Tertiärstadium, Organmanifestationsstadium
Dauer: mehrere Jahrzehnte

I. Stadium

Primärkomplex und Lymphknoten-Tuberkulose
- oft anfangs keine Krankheitszeichen
- Appetitlosigkeit
- launenhaft
- müde, matt
- leichter Husten

- Kopfschmerzen
- Rheuma
- gelegentlich leicht erhöhte Temperatur
- Hals-Lymphknoten-Tuberkulose: derbe, schmerzhafte Lymphknotenschwellungen
- kalte Eiterungen: Einschmelzen der Tuberkel, die schließlich stark vernarben
- Blässe, Reizhusten

II. Stadium

Miliar-Tuberkulose, mit vielen hirsekorngroßen Hautknötchen. Miliar-Frieselausschlag an den Wangen, an Streckseite der Extremitäten, Meningitis tuberkulosa (Syph. oder Tub.)

Herd
- lokale Herdbildung in verschiedenen Regionen: Lunge, Rippenfell, Knochen, Gelenke, Geschlechtsorgane, Nieren, Nebenniere
- Pleuritis sicca und exudativa

Krankheitszeichen
- Appetitlosigkeit
- Atemnot
- Benommenheit
- Fieber, leichtes
- Gewichtsabnahme
- Husten
- Kopfschmerz mit Erbrechen
- Schmerzen beim Atmen
- Zyanose

III. Stadium

Die Lungentuberkulose entsteht.

Streuherd
Kehlkopf und Darm

Krankheitszeichen
- Appetitmangel
- Atemfähigkeit, beeinträchtigt
- Auswurf, eitrig
- Blut im Sputum oder hellrotes, schaumiges Blut
- Blut spucken, Blut husten
- Gewichtsabnahme, leichte
- Hämoptyse
- Husten
- Nachtschweiß, besonders in den Morgenstunden
- Temperatur, erhöht

Gewebereaktionen auf eine Tuberkuloseinfektion
- Exsudat mit käsigem Gewebstod, Nekrose mit Kavernenbildung
- Gewebegranulation
- Tuberkel (Tuberkulome)
- zirrhotische Reaktion mit Schrumpfung und Vernarbungsprozessen

Theorien zum tuberkulinischen Miasma

Denkmodell I
H. C. ALLEN:
Mischung aus Syph. und Psor. (Pseudo-Psora)

Denkmodell II
Pierre SCHMIDT:
Mischung aus Syk. und Psor.

Denkmodell III
L. VANNIER:
Eigenständiges Miasma: Tub.

Hahnemann kannte Tuberkulose als eigenständige Krankheit und als eigenständiges Miasma nicht, er ordnete sie der Psora oder Sykose zu.

Eine weitere Zuordnung
- aggressive/degenerative Form: Psor. und Syph. Absonderungen sind serös und scharf

- milde Form: Psor. und Syk. Eiter mild, Schmerz lässt durch Eiterung nach

Der Tuberkuliniker

nach Léon Vannier

Dr. Léon Vannier veröffentlichte 1910 »Das Tuberkulinische Miasma«. Er sah dieses Miasma als durch Toxine verursacht an.

Ursprung der Toxine

- vererbt
von tuberkulinischen Vorfahren, d.h. diese hatten Tuberkulose oder: Tuberkulinische Vorfahren hatten keine Tuberkulose, aber deren Eltern. Die Tuberkulinie überschlägt häufig eine Generation.

- erworben
nach durchgemachter Tuberkuloseinfektion

Tuberkulinikertypen
primärer oder präläisioneller Typ (vor Infektion) = hereditärer Tuberkuliniker
Kennzeichen: Keine Tuberkuloseerkrankungen in der Vorgeschichte, kein Tuberkulosebefund

Sekundärer oder postläisioneller Typ (nach Infektion) = echter Tuberkuliniker
Kennzeichen: Tuberkuloseerkrankung in eigener Vorgeschichte, klinisch geheilt. Aus homöopathischer, miasmatischer Sicht ist er nicht geheilt.

Der Tuberkulöse
Kennzeichen: Er leidet an einer Tuberkuloseinfektion oder an den Spätfolgen. Er ist klinisch nicht geheilt. (Stadium 1-3)

Merke
Der Tuberkulöse leidet an einer Tuberkulose oder an den klinischen Folgen einer Tuberkulose. Der Tuberkuliniker, primär/hereditär oder sekundär, ist immer klinisch geheilt.

Die Theorie nach Léon Vannier

Vannier sieht Tuberkulose als Intoxikation. Solange der Tuberkuliniker Toxine genügend ausscheiden kann, bekommt er nach Vannier keine Tuberkulose im klinischen Sinne. Ist die Ausscheidung ungenügend, versucht der Organismus, sie durch Katharre oder Fieber zu entfernen. Misslingt dieses und ungünstige Verhältnisse kommen dazu, kann sich eine klinische Tuberkulose entwickeln.

Ausscheidung der Tuberkulose-Toxine meist über die Schleimhäute, über Serosa oder Synovialis (in Form von Ergüssen oder Eiterungen).

VANNIER sah viele Krankheiten, die als selbstständige Infektion, Virusinfektionen oder andere Krankheiten aufgefasst werden, wie Masern, Lungenentzündung, Keuchhusten, Otitis, Furunkel, Drüsenvereiterung, chronische, verschleppte Bronchitiden, als akute Eliminationskrisen des Tuberkulinikers.

Familienanamnese

- Allergien, vor allem Heuschnupfen, oft mit Asthma, häufig nachts (Syph., Iod-ars.)
- Appendektomie (bei starker Eiterung mit verzögerter Wundheilung)
- Arthritis
- Arthrose
- Asthma
- Blutungen
- Bronchitis, chronisch rezidivierend
- Diabetes mellitus
- Dysplasien und Luxationen angeboren: eher Syph.
- Eiterungen
- Epilepsie
- Hüftgelenkentzündungen oder Endoprothesen (Kniegelenk eher Syk.)
- Husten, schlimmer im Frühjahr oder im Herbst
- Lungenentzündung (vor allem als Todesursache)
- Nasenbluten (zeigt an, dass die Tuberkulose noch vorhanden ist)

- Ohrspeichelsteine (Syk./Tub.)
- Osteomyelitis (Syph.)
- Osteoporose (Tub./Psor.)
- Otitis media, besonders die eitrige Form, oder auch mit Blut
- Pleuritis exsudativa
- Pleuritis sicca
- rachitische Veränderungen:
  - Hühnerbrust
  - Trichterbrust
  - Fontanellen, offene
- Steinleiden (Tub./Syk.)

Merke

Der rein psorische Heuschnupfen ist leicht zu behandeln. Der ererbte, tuberkulinische ist schwer zu behandeln, denn meistens ist dieser verkompliziert mit der erworbenen Sykosis. Nicht nur die Lunge ist eine Prädilektionsstelle.

Patientenanamnese

- Aborte, Neigung zu (Tub., Gels., Med., Sil., Acon., Op.)
- Atemwege, Erkrankungen der
- BCG-Impfung
- Dreitagefieber
- Entwicklung, geistige, Störung der
- Fieber, isoliertes, leichtes, kurzes
- Kinderkrankheiten (dienen dazu, latente Miasmen zu besänftigen)
- Laryngitis
- Laryngo-Tracheobronchitis
- Neurodermitis (häufig bei BCG geimpften Menschen)
- Otitis media (Nach ALLEN ist das Ohr das Ventil des tub. Kindes.)
- Pleuritis
- Pneumonie
- Pseudokrupp

- Säugling: Erkrankungen von Blut, Haut, Darm und Gelenken
- Wachstumsschub
- Zähne, Störungen der

Merke
Die erste Kinderkrankheit weist auf die ererbte Belastung hin, wenn nicht unterdrückt oder geimpft wurde. Wichtig: Sind die Krankheiten der Kinder ererbt oder erworben?

Wichtig
Bei der Anamnese ist die chronologische Abfolge der Kinderkrankheiten zu erfragen. Sind mehrere Kinderkrankheiten aufgetreten, so zeigen sie die miasmatische Störung an, erhärten ein bestimmtes Miasma, zeigen gemischte Miasmen an oder eine miasmatische Entwicklung in der Biographie.

Kinderkrankheiten der Tuberkulinie
- Masern (auch Syk.)
- Pertussis
- Röteln (mit Lymphadenitis)

Wichtig zu den Kinderkrankheiten
- Wie intensiv waren sie?
- Dauer?
- Erscheinungsbild?
- Entwickelte sich ein Exanthem (insbesondere bei Scharlach)?

Merke
Nicht mit Scharlach-Angina verwechseln! Durch die Anamnese und die Erfragung der chronologischen Abfolge der Kinderkrankheiten kann man differenzieren zwischen einfacher und Scharlach-Angina!

Charakteristische Zeichen und Symptome

Allgemeines
- Abmagerung mit Heißhunger
- Eiterungen (typisch für Tub.)
- Fisteln (typ. Tub.)
- Lebenswärme, Mangel an (Ber.)
- Luft, Verlangen nach frischer, trotz mangelnder Lebenswärme
- Lymphadenitis (typ. Tub.)
- Nachtschweiße, 4.00 bis 6.00 Uhr
- Periodizität (typ. Tub.)
- Pickel, eitrige (typ. Tub.)
- Pustel (typ. Tub.)
- Symptome, wechseln schnell (wie ein Apriltag), ständig
- Symptome, widerspruchsvoll

Modalitäten
< warme Luft im Zimmer (Puls.)
< nasskaltes Wetter (typ. Syk.)
< Wetterwechsel von Kalt zu Warm oder umgekehrt (Phos.)
< geschlossene Räume (Tub.), Luft fehlt
< vor Sturm und Gewitter (typ. Tub.)
< extreme Kälte/extreme Wärme

> im Freien
> Bewegung, fortgesetzte (Reiten, Fahren im Wind, Segeln, Motorradfahren – ohne Risiko)
> Schwäche durch Schweiße
> oder < Meeresluft (Syk. >)

Merke
Impfungen beim Kind mit Tuberkulinie sind besonders gefährlich. Sie können schwere sykotische Krankheiten verursachen.

Gemüt
- großer Bezug zur Kindheit
- Abneigung gegen geistige und körperliche Arbeit
- Angst, große, vor der Zukunft (Psor.)
- beleidigt, leicht
- denken, kann nicht an Unterricht (Psor., Syph.)
- dickköpfige Kinder
- eigensinnige Kinder
- Epilepsie
- Furcht vor Hunden, leicht
- Gegenstände, wirft grundlos mit ihnen
- Konzentration, unmöglich
- Lähmung, geistige, bei Schulkindern, sehr oft
- Laune, schlechte
- mürrisch
- Musik, empfindlich gegen
- rechthaberisch, Kinder
- Reisen, Verlangen danach, wandern, umherschweifen
- reizbare Kinder
- Reizbarkeit, bereits durch Kleinigkeiten (irritiert)
- Reizbarkeit, besonders bei Erwachsenen (Psor.)
- schnippisch
- Schreien, nächtliches
- streitsüchtig
- Tagträumer
- unruhige Kinder
- unwirsche Kinder
- verdrießlich
- Vergesslichkeit
- widerspenstige Kinder

Merke
Tuberkuliniker werden nicht erwachsen (Psor.). Sie wollen ihre Jugendlichkeit behalten.

Der Tuberkuliniker lässt sich gerne den Wind um die Nase wehen.

Kopf

Kopfschmerzen
- Bänder um den Kopf, Gefühl von, häufig
- Eisenband, wie ein
- Ruhetagen, an
- Schulkopfschmerzen
- sonntags, periodisch
- Wochenenden, an

Modalitäten
< Fahren im Wagen
< Treffen von oder unterhalten mit Fremden
< Lampenfieber/Angst z.B. vor dem Zahnarzt (Sil.), vor einem Rendezvous
< vor Prüfungen

> Nasenbluten

Begleitsymptome der Kopfschmerzen
- Erschöpfung
- Gesicht, Blutandrang zum
- Gesicht, rot
- Hände und Füße, eiskalt vor und heiß während der Kopfschmerzen
- Kopf, hämmern mit den Fäusten gegen ihn, Kinder (Syph.)
- Kopf, schlagen oder stoßen ihn gegen etwas, Kinder
- Mutlosigkeit
- Traurigkeit
- Wirbelsäule, Kälteschauer, hinunter zur

Kopf

Äußere Erscheinung
- Der Tuberkuliniker hat einen großen, pyramidenförmigen Kopf, mit der Spitze zum Kinn.
- Stirn und Wangenknochen stehen vor.
- Brünette mit blauen oder grünen Augen: hereditäre Tub.

Kopfhaut, Haare
- Ausschläge, pustelartig mit dickem, gelbem Eiter
- feucht, kleben zusammen, klitschig, ölig, fettig (Syph.)
- Haarausfall, post partum (Psor.)
- Haare riechen muffig, wie altes Heu
- Hautausschläge
- Kopfgeruch, übler, bei Krankheit, Kinder
- Kopfhaut, feucht, stark schwitzend
- Krusten, dick, gelb, eitrig (Syph.)
- Milchschorf (nicht abkratzen!)

Modalitäten
< Baden und Waschen (umgekehrt bei Syph.)
< kalte Luft (umgekehrt bei Syph.)
< im Freien (umgekehrt bei Syph.)

*Tuberculinum Koch
– Arzneimittelbild*

Primäre Miasmatik
- Alkoholismus, hereditärer (Asar., Merc., Psor., Sulph.-ac., Sulph., Syph.)
- Allergien
- Analfistel (Sil.)
- Asthmabelastung, familiäre
- Bronchitis, chronische
- Dermatitis
- Drüsenschwellungen (Hals, Nacken)
- Dysmenorrhoe, chronische
- Epilepsie
- Erythema nodosum
- Fistel (Sil.)
- Heuschnupfen (Med., Psor.)
- Hilusdrüsentuberkulose
- Hühnerbrust (Bac.)
- Hydrozephalus
- Knochenfistel
- Krebserkrankung (Carc., Rad.-br.)
- Lupus erythematodes
- Lupus vulgaris
- Malaria
- Migräne
- Missbildungen
- Morbus Addison
- Morbus Basedow
- Morbus Bechterew
- Morbus Hodgkin (Syph.)
- Morbus Poncet
- Morbus Still
- Nägel, glänzend
- Osteomyelitis
- Pneumonie, Todesfälle durch
- psychiatrische Erkrankungen
- Rheumatismus
- Rückenbehaarung: zwischen den Schulterblättern und im Lumbalbereich
- Schlüsselbeingruben, eingesunken

- Struma
- Tinea circinatus (Bac., Thuj.)
- Tinea versicolor
- Tuberkulosebelastung, familiäre: hereditäre Tuberkulose (Psor.)
- Typhus
- Vitiligo (Ars.-s.-f., Bac., Merc., Psor., Sep., Sil., Syph., Thuj., X-Ray.)
- Zahnreihe, unregelmäßig
- Zahnsteinbildung, starke (Bac.)

Schwangere

- Aborte, mehrere
- Geburtstermin, überfällig
- Menses, gleich wieder nach dem Partus
- Schwangerschaft, absolutes Wohlbefinden während der
- Schwangerschaftserbrechen (Psor.)
- Sterilität, phasenweise
- Stillzeit, absolutes Wohlbefinden während der

Kinder

- Abmagerung trotz Appetit (Abrot., Iod., Nat.-m., Sanic.)
- Aggressivität gegenüber den Eltern
- Akne juvenilis
- Alopezia areata durch Tinea
- Amenorrhoe junger Mädchen
- Anämie
- Angst vor Hunden
- Angst, starke, vor Fremden
- Antibiotika, Folgen von
- Aphten
- Appendizitis, chronische
- Asthma bronchiale
- Astigmatismus
- Augen, dunkle Ringe, unter den
- Augenlider, Ekzem der (Bac.)
- Bräunung, schnelle
- Bronchitis, chronische
- Bronchopneumonie
- Cholera infantum
- Dellwarzen
- Diarrhö, chronische
- Entwicklung, zurückgeblieben, in der (Carc., Med., Syph., Thuj.)
- Enuresis nocturna (Bac.-t., Kreos.)
- Epilepsie
- Epistaxis
- Erektionen, bei Kleinkindern (Carc., Lach., Merc.)
- Erkältlichkeit (Hep.)
- Erythema nodosum
- Exanthem, scharlachähnliches
- Fieber, schleichendes
- Fieberschübe, ungeklärte
- Flaumbehaarung am Oberkörper und an den Armen bei Säuglingen
- Fleisch, Verlangen nach
- Fontanellen, bleiben zu lange offen
- frühreif, geistig
- Furunkel
- Gerstenkörner (meist rechts)
- Gesicht, blass
- Haarwachstum auf Gesicht und entlang der Wirbelsäule
- Halsdrüsenschwellung
- Haut, durchsichtig
- Herpes labialis
- Heuschnupfen (Hep., Lach., Med., Psor., Thuj.)
- Himbeerzunge, belegte
- Hornhaut-Geschwüre
- Hühnerbrust
- Hydrozele
- Hydrozephalus (Calc., Hedera, Sil.)
- Hysterie junger Mädchen
- Iritis
- Karies
- Kartoffeln, Verlangen nach

- Keuchhusten, schwerer (Carc.)
- Kleinwuchs
- Konjunktivitis, bilaterale
- Konjunktivitis, chronische
- Kopfschmerz, Schul-
- Kopfschmerzen nach Fernsehen
- Kryptorchismus (Bac.-t., Carc.)
- Läusebefall
- Legasthenie
- Lippen, prall, rot (Sulph.)
- Magerkeit
- Mandelentzündung, chronische
- Mandelvergrößerung, chronische
- Masern, schwere
- Medizin, lehnt es ab, sie herunterzuschlucken
- Meningitis
- Milchschorf
- Morbus Still
- müde, ständig
- Nachtschweiss
- Nasenfurunkel, grünlicher Eiter
- Nasenpolypen
- Ohren, fast durchsichtig
- Ohren, zu groß
- Osteochondritis, juvenilis
- Otitiden, chronische
- Pavor nocturnus
- Pleuritis, wiederholte
- Pneumonie, wiederholte
- Rachitis
- Redeübungen, Versagen bei
- Röte, hektische
- Schamhaftigkeit, übertriebene
- Schilddrüse, bilaterale Schwellung
- Schlaf, reden im
- Schlaf, Knie-Ellenbogen-Lage im
- Schlaf, Zähneknirschen im
- Schneidezähne, gezähnelte
- Schnupfen, chronischer
- Skleren, blau (Carc.)
- Sprachen lernen erschwert
- Stimmungslage, wechselnde
- Stottern
- Struma
- Tinea capitis
- Tinea circinatus
- Todesfälle von Kindern mit Hydrocephalus
- Tuberkulose, hereditäre
- Untersuchung, schwierig
- unzufrieden
- Urtikaria
- Venenzeichnungen, sichtbare
- Verstopfung, hartnäckige
- Vitiligo
- Wachstum, zu schnelles
- Wimpern, geknickt, gebrochen, unvollkommen
- Wimpern, lang, seidig
- Wirbelsäule, verkrümmt/schmerzhaft, bei Schülern
- Würmer (Scirrh.)
- Zähne, kleine Löcher auf den
- Zahnen, spät, schwierig
- Zahnreihe, unregelmäßig
- Zahnschmelz, Defekte
- Zahnsteinbildung, stark
- Zöliakie (B.-Gaertner, Calc.-c., Calc.-lact., Calc., Nat.-m., Thuj.)
- Zystitis, chronische

Erwachsene

- Abmagerung, trotz guten Essens (Abrot., Iod., Nat.-m., Sanic.)
- Antibiotika, Folgen von (Med., Penizill., Sulf.)
- Atmung, meist Lungenatmung, selten abdominal
- Augen, dunkle Ringe unter den
- Behaarung, zwischen den Schulterblättern, im Lumbalbereich, entlang der Wirbelsäule

- Beschwerden, wandernd, alle
- Bräunung, schnelle
- Brustkorb, eine Stelle, bei Atmung nicht bewegt, eingedellt, schmerzhaft auf Fingerdruck
- Brustkorb, flach
- Diarrhö, nach Erkältung
- erkältet sich leicht
- Erschöpfung, zunehmende, herabgesetzte Vitalität
- Extremitäten, Kälte der, besonders linker Fuß
- Fingerspitzen, braun
- Föhn, Folgen von (Acon., Gels., Hep., Med., Psor., Rhod., Zinc.)
- Folge chronischer Malaria, geistiger Überanstrengung, Influenza, Typhus (-impfung), Unterdrückung eines Hautausschlags (Psor., Sulf., Zinc.)
- Fuß, linker, Kälte des
- gebeugte Haltung (Med., Sulph.)
- Gehirnerkrankung, drohende, durch Unterdrückung von Hautausschlag (Hell., Zinc.)
- Gesicht, blass
- Haltung, gebeugt (Med., Sulph.)
- Hände, schwitzend (Calc.-c., Psor., Sil.)
- Hautausschlag, Unterdrückung, Folgen von (Psor., Sulph., Zinc.)
- Hühnerbrust
- Influenza, Folgen von (Cypr., Med., Psor., Scut.)
- Kälte der Extremitäten
- Keuchhusten, schwerer, in der Kindheit (Carc.)
- Kochsches Seil (Irisdiagnose)
- Krankheitsausbruch, ausgeprägtes Wohlbefinden kurz vor (Carc., Nux.-v., Psor.)
- Lippen, prall, rot
- Lunula unguis, kleine (das Weiße des proximalen Fingernagels)
- Malaria, Folgen von
- Malaria, chronische
- Maltafieber
- Masern, schwere, in der Kindheit
- Menarche, verzögert
- Musculus supraspinatus, Schwäche des, rechts
- Nägel, glänzend
- Nase, Schweiß auf der
- Ödem, violettes, an der Haargrenze, in Höhe der Augenbrauen
- paradoxe Zustände
- Periodizität der Symptome
- Pneumonie, Folgen von (Kali.-i., Psor.)
- Pneumonien, schwere, in der Kindheit (Carc., Pneumococc.)
- Rhinopharyngitis, chronische, in der Kindheit
- Rippenbogen, Schmerzen unter dem rechten, in der Brustwarzenlinie
- Schlüsselbeingruben, eingesunken
- Schmerzen, wandernd, alle
- Schnurrbartausfall, linksseitig
- Schweiß, auf der Nase
- symmetrische Erkrankungen (Arn., Kali.-i., Lac.-d., Syph., Thyr.)
- Symptome plötzlich beginnend und plötzlich aufhörend
- Symptome, Periodizität der
- Symptome, wechselnd
- Tuberkulose, hereditäre (Bac., Calc., Nat.-m., Phos., Sil., Sulph.).
- Typhus (-impfung), Folgen von
- Überanstrengung, geistige, Folgen von
- Vitalität, herabgesetzte
- Wechsel der Symptome
- Wirbelsäule, Behaarung, entlang der

- Wohlbefinden, kurz vor Krankheitsausbruch (Carc., Nux.-v., Psor.)
- Zahnreihe, unregelmäßig
- Zahnstein

Modalitäten
< Anstrengung
< Aufregung, geistige
< Aufwachen
< Bewegung, am Anfang der
< Darandenken (Med., Ox.-ac.)
< Fernsehen
< Föhn
< Geräusch
< Gewitter, vor einem
< Musik
< Taillengürtel, Druck des (Lyc.)
< Typhus-Impfung (Bapt.)
< Wetter, kaltfeucht
< Wetterwechsel
< Zimmer, geschlossenes
< Zugluft

> in den Bergen (Syph.)
> frische Luft
> Ofenwärme
> bei fortwährender Bewegung

Prüfungssymptome, Zeichen, Klinische Diagnose
nach Rubriken

Allgemein

- sieht jünger aus, als er ist
- Zittern

Gemüt

- Abneigungen, persönliche, steigern sich fast bis zur Manie
- empfindlich, jede Kleinigkeit irritiert (Staph.)
- Fliehen, versucht zu
- Fluchen und Schimpfen, Neigung zu
- fremd, alles im Zimmer kommt ihm vor, als wäre er an einem fremden Ort
- fühlt sich hässlich
- Furcht vor Hunden, Katzen
- Gedächtnisschwäche
- Gegenstand, nennt den, den er sieht, statt den, den er wünscht (Lac.-c.)
- Geisteskrankheit, akute oder chronische, bei hereditärer Tuberkulosebelastung
- geistige Arbeit, Abneigung gegen
- geistige und pulmonale Störungen alternieren (Thyr.)
- Halluzinationen, nächtliche, wacht verängstigt und schreiend auf
- Hypochondrie (Nat.-m., Phos.)
- Hysterie
- kämpfen, will
- Melancholie (Aur., Puls., Stann.)
- pulmonale und geistige Störungen alternieren (Thyr.)

- Raserei, Anfälle von
- reist gern
- Reizbarkeit (wegen Kleinigkeiten)
- Schwäche, nervöse
- Stimmung, wechselhaft
- unzufrieden; wünscht dauernd eine Veränderung
- Weinen durch Musik (Thuj.)
- Werfen mit Gegenständen
- Zyklothymie

Modalitäten
< Reizbarkeit: Aufwachen

Kopf

- Alopezia areata: Kopfhaare und Bart (Fl.-ac., Thuj.)
- Ekzeme, seborrhoische, Kopfhaut
- Epilepsie
- Gefühlsregungen machen Migräne (Lyss., Nat.-m., Staph.)
- Haare, seidige
- Kopfhaut, Ekzeme, seborrhoische
- Kopfschmerz, durch Kaffeetrinken
- Meningitis mit Strabismus
- Meningitis, tuberkulöse (Bac., Glon., Iodoform.)
- Migräne, chronische, periodische
- Migräne, Heißhunger vor der
- Migräne, nach Gefühlserregungen (Lyss., Nat.-m., Staph.)
- Migräne, starke, vor Menses (Psor.)
- Migräne: reißt sich die Haare oder schlägt den Kopf gegen die Wand,
- Schul-, Studenten- und Kaffeetrinker-Kopfschmerz
- Strabismus bei Meningitis

Modalität
< Migräne: Bewegung

Gesicht
- Akne
- Akne rosacea
- Eiterpusteln, Stirn-Haar-Grenze
- Facialislähmung, mit Otalgie
- Gesicht, ödematös, blass
- Gesicht, rotes, nachmittags
- Stirn-Haar-Grenze, Eiterpusteln
- Wangenknochen, Schmerzen in

Nase
- Epistaxis
- Furunkel, rezidivierend
- Heuschnupfen
- Komedonen
- Nasenloch, Geschwürbildung links
- Ozaena
- Polypen
- Schnupfen, chronischer

Ohren
- Ausfluss, schmerzloser, chronischer, aus beiden Ohren
- Ekzem, seborrhoisch
- Morbus Ménière (Lach., Rad.-br., Streptomyc.)
- Otalgie mit Facialislähmung
- Otitis, chronische
- Otorrhoe, chronische
- Otosklerose
- Tinnitus
- Trommelfell, Perforation des, mit unregelmäßigen Rändern

Augen
- Amblyopie (funktionelle Schwachsichtigkeit) mit Lähmung der Pupillen, beim Alkoholiker
- Blepharitis

- Gerstenkörner, häufig
- Herpes an den Lidern
- Hornhautgeschwüre
- Hornhauttrübung
- Iridozyklitis
- Iritis
- Keratitis, phlyktänuläre (kleine, weißlich-gelbe Knötchen auf Conjunktiva)
- Konjunktivitis, bilateral
- Konjunktivitis, chronisch
- Lider, Herpes an den
- Pupillen, Lähmung der, un- oder vollständig

Mund

- Aphthen
- Herpes labialis
- Himbeerzunge
- Lippen, schwarze Blasen auf den
- Mundgeruch, übelriechend (Merc., Nat.-c.)
- Parodontose
- Zunge, rissig
- Zunge, roter Mittelstreifen

Hals, innen

- Aphonie
- Heiserkeit
- Kehlkopf, Schwellung, Ödeme oder Geschwüre im
- Laryngitis, chronisch/tuberkulös
- Mandelentzündung, chronische (Barc.-c., Psor., Sil.)
- Mandeln, vergrößert
- Stimmband, Anschwellung, rechts
- Stimmband, Glanzlosigkeit, rechts

Modalität
< Heiserkeit: Reden

Hals, außen
- Schilddrüse, Überfunktion, Morbus Basedow (Kali.-i.)
- Struma, bilaterale Schwellung der Schilddrüse

Herz

- Altersherz (Phyt.)
- Arrhythmie
- Herzbeschwerden, thyreotoxische
- Herzklopfen
- Herzneurose
- Kardialgie, lanzinierende, oder Bandschmerz
- Pericarditis exsudativa
- Pericarditis fibrinosa
- Puls: stark beschleunigt; schwach, diskret, frequent, unregelmäßig
- Zyanose (Herzinsuffizienz)

Blut

- Anämie
- Hämophilie (Ox.-ac.)
- Leukozytose

Lunge

- Asthma
- Bronchiektasie (Bac., Beryll., Calc., Fl.-ac., Kreos., Psor., Rad.-br.)
- Bronchitis, chronische
- Hilusdrüsentuberkulose, beginnend
- Lungentuberkulose, beginnend (Bac.)
- Pleuritis exsudativa
- Pleuritis sicca
- Pneumonie

Magen/Appetit
- Abneigung gegen Fleisch (Sanic., Sulph., Syph.)
- Abneigung gegen Kaffeegeruch (Lach.)
- Durst, großer, auf kaltes Wasser
- Heißhunger, muss etwas essen; steht nachts auf, um zu essen (Chin., Lyc., Phos., Psor.)
- Schwangerschaftserbrechen
- Ulcus duodeni (Rad.-br., Uran.-n.)
- Ulcus ventriculi (Cadm.-s., Cobalt.-nit., Cresol., Syph.)
- Verlangen nach
  - Butter
  - Delikatessen
  - Eiscreme
  - Erfrischendem
  - Fleisch, insbesondere geräuchertem (Caust., Kreos.), Speck
  - kalter Milch
  - Salz
  - Süssigkeiten

Abdomen
- Appendizitis, chronische
- Cholezystitis, chronische
- Darmtuberkulose
- Dysenterie, bakterielle
- Enterocolitis
- Hepatitis, chronische
- Leberschwellung
- Mastdarmstörung durch Tabes dorsalis
- Milzschwellung
- Parasitosen, chronisch, intestinal
- Peritonitis, tuberkulöse
- Typhus
- Würmer
- Zöliakie

Stuhl/Rektum
- Verstopfung, hartnäckige, langwierige (Syph., Psor.)
- Verstopfung mit Pruritus ani
- Verstopfung, mit blutenden Hämorrhoiden
- Verstopfung, wechselt mit Diarrhö (Sulph.)
- Pruritus ani
- Hämorrhoiden, äußere, große
- Rectocolitis, hämorrhagische
- Rektum, Reißen im, beim Husten
- Analfissur (Nit.-ac., Thuj., Syph.)
- Analfistel (Sil.)
- Diarrhö, morgendliche, treibt aus dem Bett (Sulph.)
- Diarrhö, chronische, mit extremem Schwitzen

Niere/Blase
- Albuminurie
- Hämaturie
- Harnverhaltung, schmerzhafte
- Nephritis, chronische mit Albuminurie und Hämaturie
- Nierentuberkulose
- Urin, Sand im
- Urin: Geruch wie Ammoniak, stark
- Urin-Sediment, klebriges
- Wasserlassen erschwert, muss Stuhlpressen, um Wasserzulassen
- Zystitis, chronische

Sexualorgane, Frau
- Abortus, Neigung zum (Bac., Plb., Sabin., Syph., Thuj.)
- Amenorrhö
- Analregion, dunkle Pigmentierung
- Bartholinsche Drüsen, Entzündung
- Brustwarze, eingezogen

- Dysmenorrhö, ausgeprägte, je mehr Blutung, desto heftiger
- Eileiterentündung, chronische
- Fluor reichlich, läuft in großen Mengen bis zu den Fersen hinunter (Alum., Onos., Syph.)
- Fluor, chronisch, scharf, braun
- Hypomenorrhö
- Klimakterium, Hitzewallungen (Thyr., Rad.-br.)
- Mammae, Tumor der (Scirrh., Sil., Thuj.)
- Menses
  - alle drei Wochen, stark und lang
  - bald wieder nach der Geburt
  - Mastopathie vor den
  - Wiederauftreten durch Gefühlserregung (Calc., Sulph.)
- Milchabsonderung bei nicht Schwangeren
- Myometritis, chronische (Entzündung der Uterusmuskulatur)
- Ovar, Entzündung, chronische
- Ovar, Schmerzen mit Ausstrahlung in die Lumbosakralregion
- Salpingitis (Eileiterentzündung), chronische
- Sterilität
- Uterus, Entzündung des
- Uterusmyom
- Uterusprolaps
- Vulva, dunkle Pigmentierung der
- Zervix, Entzündung, chronische

Sexualorgane, Mann

- Epididymitis
- Gonorrhö, chronische
- Hoden, kleine Verhärtungen
- Hoden, schmerzhafte Schwellung
- Hodentuberkulose
- Hydrozele
- Masturbation, Neigung zu
- Penis, Erythem, flüchtiges, des
- Prostata, Schwellung
- Prostatitis
- Skrotum, schlaffes
- Skrotumekzeme

Rücken

- Halswirbeltuberkulose (Syph.)
- Morbus Bechterew (Med.)
- Morbus Kümmel-Verneuil (Spondylopathia traumatica)
- Morbus Perthes (Sil.)
- Morbus Poncet
- Morbus Still
- Skoliose
- Spondylitis

Extremitäten

- Arme/Hände, lähmige Schwäche der, kann nicht mehr schreiben oder ein Glas heben
- Arthritis, akut oder chronisch
- Beine, lähmige Schwäche in den
- Gelenkrheumatismus, chronischer
- Gelenktuberkulose
- Gicht
- Knochentuberkulose
- Muskelrheumatismus, chronisch
- Nervus ulnaris, Schmerzen im
- Osteogenesis imperfecta (Glasknochenkrankheit) (Calc., Syph.)
- Osteomyelitis, chronische, mit Fisteln (Asaf., Calc., Fl.-ac., Pyrog., Sil., Syph.)
- Osteoporose (Calc.-c., Calc., Fl.-ac., Sil., Syph.)
- Schienbeine, Schwellung der, etwa 5 cm unterhalb des Knies
- Rachitis
- Verstauchungen, rezidivierend

Modalitäten
< Beine: lähmige Schwäche nach dem Abendessen

Haut

- Aneurysmen, kapilläre (Calc., Fl.-ac.)
- Dellwarzen (Calc.-ars., Calc., Kali.-i., Med., Nat.-m., Sil., Thuj.)
- Ekzeme mit Fissuren, chronisch, juckend, schuppend
- Ekzeme, chronisch, nässend
- Epitheliom (Ferr.-pic., Thuj., X-Ray)
- Erysipel
- Erythema nodosum
- Frostbeulen
- Fußsohlen, Hornhautbildung
- Gänsehaut, am ganzen Körper mit Frösteln
- Haut, kleine bronzeartige Punkte, als ob die Haut mit dem Höllensteinstift touchiert wäre
- Keloid (Carc., Thiosin., Thuj., Vacc., Vario.)
- Lepra
- Lupus erythematodes
- Lupus vulgaris
- Lymphdrüsenschwellungen
- Morbus Hodgkin (Syph.)
- Nägel, löffelförmig
- Nägel, weiße Flecken auf den
- Pruritis
- Pruritus, nach Kratzen Ortswechsel
- Psoriasis (Gunp., Rad.-br., Thyr., X-Ray)
- Schweiß, färbt die Wäsche gelb
- Schweiß, nach leichter Anstrengung
- Schweiß, nachts
- Schwitzen, Kleider leicht feucht
- Tinea
- Urtikaria (Calc.-c.)
- Vitiligo (Ars.-s-f., Nit.-ac., Psor., Sep., Sil., Sulph., Thuj., X-Ray)
- Zehennägel, eingewachsen

Modalitäten
> Pruritus: Ofenwärme

Fieber

- Durst während Frost- und Hitzestadium
- Fieber, möchte in allen Fieberstadien zugedeckt sein
- Temperatur, subfebril

Schlaf/Träume

- Schlaflosigkeit, andauernde (Kali.-i., Sulph., Syph.)
- Träume, schrecklich, lebhaft; von beschämenden Dingen; erwacht in Schrecken
- Träume von Schlangen (Lac.-c.)
- Zähneknirschen im Schlaf

Das iatrogene Miasma

Das iatrogene Miasma ist keine »Kunstkrankheit«, also keine Arzneimittelkrankheit. Es entwickelt sich aus der Unterdrückung einer anderen Krankheit, durch Intoxikationen, Medikamentenvergiftungen, allopathische Medikamente, durch die Unterdrückung von Miasmen, durch Amalgam und Impfungen. Wenn eine Kunstkrankheit eine natürliche heilen soll, muss sie nicht nur stärker als die natürliche Krankheit sein, sondern dieser auch ähnlich.

Auch eine ältere Krankheit kann von der Natur nicht durch eine unähnliche Krankheit geheilt werden – und sei sie auch noch so stark. Die angemessene Arznei ist nicht nur die ähnlichste Arznei, sie muss in ihrer Größe, in der Potenzierung, ebenfalls passend sein. Eine zu starke Dosierung kann die Lebenskraft schädigen, wegen der starken Empfindsamkeit eines Organismus, der an einer natürlichen Krankheit leidet.

Auch eine homöopathische Arznei kann Schaden anrichten. Wenn sie in einer zu hohen Potenz und zu oft verabreicht wird, kann sie den Patienten in Lebensgefahr bringen oder seine Krankheit fast unheilbar machen. Die zu starke Dosis der homöopathischen Arznei löscht zwar die natürliche Krankheit aus, der Patient ist aber jetzt kränker von der ähnlichen, aber zu heftigen, homöopathischen Arzneikrankheit, und es ist schwierig, diese Arzneikrankheit wieder zu löschen. Das richtige homöopathische Mittel für den gegebenen Fall zu finden, ist nur durch genau Beobachtung und Erfahrung möglich.

Bearbeitete Darstellung der §§ des ORGANON, die sich auf das Problem der iatrogenen Krankheiten anwenden lassen:

§ 279
Die reine Erfahrung zeigt, dass das hoch potenzierte Mittel nie so klein bereitet werden kann, dass es nicht noch stärker ist als die natürliche Krankheit, die es heilen soll. Die Gabe des Mittels wird allmählich erhöht und vor der Einnahme modifiziert durch mehrmaliges Schütteln, bis der Patient – bei allgemeiner Besserung seiner Beschwerden – anfängt, eines oder mehrere seiner alten Leiden und ursprünglichen Beschwerden loszuwerden, allerdings in mäßiger Form. Das ist ein Zeichen der Heilung, die sich allmählich einstellt. Wenn der Patient nur noch wenig an der homöopathischen Arzneikrankheit leidet, so ist dies die homöopathische Verschlimmerung.

§ 247
Genau dasselbe unabgeänderte Mittel soll nur einmal gegeben werden. Jede homöopathische Arznei muss modifiziert werden, auch als Globuli darf die homöopathische Arznei nicht gegeben werden, ohne vorher modifiziert zu sein! Selbst nach einigen Tagen darf die homöopathische Arznei (auch als Globuli) nicht gegeben werden, ohne vorherige Potenzierung. Das Lebensprinzip, das Naturgesetz, nimmt die gleiche Gabe ohne Dynamisierung nicht ein zwei-

tes Mal ohne Widerstreben an, weil die erste Gabe schon die zu erwartende Umstimmung des Lebensprinzips vollzogen hat. Das Resultat der Gabe ohne Dynamisierung kann nur eine Verschlimmerung der Krankheit sein. Sobald man die Gabe in ihrer Potenz (Dynamisierung) verändert, lässt sich das gesundheitliche Befinden des Patienten verbessern.

Durch den Potenzierungsvorgang entwickeln sich in der homöopathischen Arznei latente, vorher verborgene Kräfte, die – je nach individueller Gabe – einen positiven Einfluss auf die Lebenskraft des Menschen ausüben.

Anmerkung:
Vor Hahnemann war nicht bekannt, dass man durch den Potenzierungsvorgang die materielle Arznei auflösen und vergeistigen kann. Heute würde man vielleicht von »Informationen« sprechen, die man aufschließen oder entschlüsseln kann.

§ 11
Wenn der Mensch erkrankt, ist nur seine Lebenskraft verstimmt. Diese unsichtbare Lebenskraft ist ein Kraftwesen, das bloß an seinen Wirkungen im Organismus erkennbar ist. Die Lebenskraft gibt ihre Verstimmung im Organismus nur durch Äußerungen von Krankheitssymptomen zu erkennen, sie kann sich nicht anders zu erkennen geben.

§ 148
Bei der natürlichen Krankheit wird die Lebenskraft durch äußere Einflüsse in Unordnung gebracht. Wenn man jetzt eine homöopathische Arznei gibt (auch in der kleinsten Gabe, aber der natürlichen Krankheit ähnliche), die die natürliche Krankheit an Energie übertrifft, so geht während der Einwirkung dieser stärkeren, ähnlichen Kunstkrankheit für das Lebensprinzip die Empfindung von dem ursprünglichen, krankhaften Agens verloren. Die Krankheit existiert von da an nicht mehr. Auf diese Weise verschwindet die Krankheit, nicht selten in einigen Stunden, oft noch schneller.

Aus Erfahrung kann gesagt werden, dass die homöopathische Arznei eine viel stärkere Kraft hat und dass sie der Schulmedizin weit überlegen ist in ihrer positiven Wirkung auf den menschlichen Organismus, wenn sie nach den Gesetzen der klassischen Homöopathie angewandt wird, wie Hahnemann dies vorgeschrieben hat.

Ein Beispiel:
Mit einer kleinen Gabe Belladonna konnte man das epidemisch grassierende Scharlachfieber ganz in den Griff bekommen. Wenn so eine sehr kleine Gabe homöopathischer Arznei ein höchst ansteckendes, epidemisches Scharlachfieber heilen kann, so muss diese Arznei eine große Kraft besitzen, die Lebenskraft umzustimmen.

Krankheiten beruhen nicht auf einer Krankheitsmaterie, sondern sind energetische, dynamische Verstimmungen der energetischen Lebenskraft des Menschen. Mit der Homöopathie erfolgt die Heilung durch die Wirkung der Lebenskraft gegen die eingenommene Arznei. Bei der Heilung durch die homöopathische Arznei vermeidet diese selbst die geringste Schwächung, jeden Schmerz, jede Erregung, weil auch Schmerzen Kräfte rauben. Die natürliche Krankheit wird durch ihre Ähnlichkeit mit der Kunstkrankheit aufgehoben.

§ 157
Die homöopathische Arznei kann bei zu großer Gabe in den ersten Stunden eine Verschlimmerung hervorrufen. Die homöopathische Arznei ist nichts anderes als eine, das ursprüngliche Übel etwas an Stärke überwiegende, höchst ähnliche Krankheit.

§ 158
Diese kleine homöopathische Verschlimmerung in den ersten Stunden ist ein sehr gutes Zeichen, dass die akute Krankheit meist durch die erste Gabe beendet sein wird, da die Arzneikrankheit um etwas stärker sein muss als das zu heilende Übel, wenn sie dieses Übel auslöschen soll. So wie auch eine natürliche Krankheit (wenn sie ähnlich ist), und nur wenn sie stärker ist als die andere Krankheit, diese aufheben kann.

§ 43-48
Wenn zwei ähnliche Krankheiten im Organismus zusammentreffen, wird die stärkere Krankheit die schwächere auslöschen. Andererseits kann aber ein Leiden von einer unähnlichen Krankheit, sei diese auch noch so stark, nicht aufgehoben werden – nach einem ewigen, unwiderruflichen Naturgesetz.

Mit der palliativen (antipathischen) Methode (nach Galens Lehre »contraria contraris«) täuschen die Ärzte die Patienten mit einer augenblicklichen Besserung, die nicht wirklich hilfreich ist, da sie nur eine vorübergehende Besserung bringt, die nachher um so schlimmere Beschwerden bringt, also eine Unterdrückung des Leidens ist.

Zum Beispiel gaben Ärzte Mohnsaft bei Schlafstörungen – es erfolgte eine Betäubung. In den folgenden Nächten war die Schlafstörung noch schlimmer, und ähnliche palliative Maßnahmen wurden angewandt, die auf die Dauer eine Verschlimmerung hervorriefen. Deshalb mussten die palliativen Gaben immer mehr gesteigert werden.

Auf diese Weise wird das eigentliche Leiden unterdrückt, der Patient kann die reinen Symptome nicht mehr angeben, weil diese durch die Unterdrückung verändert sind. Es wird so dem alten Leiden ein neues hinzugefügt, insbesondere durch die Nebenwirkungen der angewandten Medizin.

Betrachtung

Viele Maßnahmen der Schulmedizin zielen auf Unterdrückung von Schweiss, Fieber oder Hauterkrankungen. Durchfälle werden mit allopathischer Medizin behandelt, indem die Peristaltik gehemmt wird. Der Organismus kann sich durch diese Unterdrückungsmaßnahmen nicht mehr richtig entgiften – Toxine stauen sich im Organismus, mit dem Ergebnis, dass neue Krankheiten entstehen, die wiederum mit Unterdrückungen eine kurze palliative Besserung erfahren, um dann wieder eine Verschlimmerung hervorzurufen, vor allem durch die Nebenwirkungen der allopathischen Medizin. Sie lässt nach jahrelanger Einnahme die Krankheiten entstehen, die der Beipackzettel auflistet – es werden neue Krankheiten produziert.

Auf diese Weise kommt es zu einer »Verkrüppelung« des organischen Lebens. Die vorhandenen Miasmen können verdeckt bzw. verkompliziert werden, es kann sich ein neues Miasma bilden. Zum Beispiel können die Folgen der Pockenimpfung vererbt werden. Die natürliche Krankheit und die unähnliche Krankheit können sich im Organismus vereinigen und ein neues Miasma bilden.

Viel schädlicher noch sind Komplikationen, die sich durch langwierige allopathische Kuren in Kombination mit unangemessenen Arzneien bilden. Wenn diese sich zu den natürlichen Krankheiten gesellen, entstehen unähnliche künstliche Krankheiten, die den Patienten besonders schwächen und seine Krankheit oft unheilbar machen.

Von gleicher Art sind die Miasmen Syphilinie, Sykosis und Psora, wenn sie in einem Organismus zusammmen vorliegen, also verkompliziert sind und in langjährigen allopathischen Kuren mit Quecksilber (heute z.B. Antibiotika oder Hormone) behandelt werden: Die Patienten werden dadurch nicht geheilt, sondern erleiden – neben den drei vorhandenen Miasmen – noch ein Quecksilber-Siechtum.

Der Patient hat mit einem grausamen Ungeheuer von komplizierten Krankheiten zu kämpfen, deren Behandlung immer schwieriger, wenn nicht gar unmöglich wird.

Durch die Pockenimpfung (und andere Impfungen) bildet sich neben den vier Miasmen (Syphilinie, Sykosis, Psora, Tuberkulinie) ein neues Miasma. Die Folgen der Pockenimpfung und die Schwächung der Lebenskraft durch sie werden vererbt als iatrogenes Miasma.

Zu den chronischen Krankheiten und Miasmen müssen wir die iatrogenen Krankheiten rechnen, die durch schädigende Behandlungen und Missbrauch entstehen, z.B. durch jahrelangen Abführmittelmissbrauch, Alkohol, Drogen, Kortison, Betablocker, Baldrian, Quecksilber, Amalgam, Fieber senkende Mittel der Allgemeinmedizin und andere Medikamente mit ihren zum Teil enormen Nebenwirkungen. – Durch diese Mittel wird die Lebenskraft geschwächt oder verstimmt. Um das Leben aufrecht zu erhalten, wird die Lebenskraft gezwungen, die Erregbarkeit oder die Empfindungsfähigkeit (wichtige Eigenschaften des Organismus für die Wirksamkeit der homöopathischen Mittel) umzuändern, zu erhöhen oder ganz auszulöschen oder hier und da organische Fehler einzubauen, um dem Organismus Schutz zu bieten vor einer totalen Zerstörung des Lebens. Auf diese Weise wird der Organismus im Inneren wie im Äußeren verkrüppelt.

Unterliegt der Kranke den schädlichen Kuren, so werden bei einer Leichenöffnung oft Organveränderungen oder -defekte entdeckt.

Als die eigentliche Ursache der tödlichen Erkrankung (die Organerkrankungen sind durch schädliche Kuren entstanden) wird dies von der Schulmedizin nicht gesehen, weil die Entstehung der Organschäden und die Miasmen ihr nicht bekannt sind. Kanzerogene Wirkungen haben unter anderem Cortison, Abführmittel, Antibiotika, Toxine, Radioaktivität.

§ 91/92

Das veränderte Befinden des Kranken – also der Grundbegriff seiner eigentlichen Krankheit (das reine Bild der Krankheit) zeigen uns nur die Symptome und Zeichen, die vor dem Gebrauch der Arznei vorliegen oder nach mehrtägigem Aussetzen der Arznei wieder auftreten. Oder man muss dem Patienten etwas nicht Arzneiliches geben (zum Beispiel Placebo), um seine dauerhaft reinen Symptome des alten Übels und ein untrügliches Bild seiner reinen Krankheit erfassen zu können. Aber eine schnell verlaufende Krankheit bedarf einer dringenden Heilung. Wenn man die Symptome vor der Arzneieinnahme nicht erfahren kann, muss man das gegenwärtige Übel behandeln: Die mit der ursprünglichen Krankheit vereinigte Arzneikrankheit, die oft gefährlicher ist als die ursprüngliche Krankheit.

Der Behandler muss eine passende homöopathische Arznei finden, die dem Patienten in seinem jetzigen Zustand eine Hilfe bringt, damit er nicht stirbt. Vor der Therapie muss er den Zustand vor der Einnahme der iatrogenen Mittel erfahren, er muss die Beipackzettel studieren, um über die Nebenwirkungen informiert zu sein.

Dazu wichtige Maßnahmen sind:
– Anamnese der Beschwerden zur Diagnose
– Absetzen oder Aussetzen der homöopathischen Therapie
– Zur Klärung des Prozesses zunächst Entschlacken, z.B. mit Nux. vom., Sulph. oder anderen Mitteln, je nach Fall.

Nach Hahnemann ist die Homöopathie die einzige sinnvolle, vorteilhafte Methode des Heilens. Der Patient nimmt eine Arznei, die am Gesunden ähnliche Symptome erzeugt, die er als Kranker hat. (Similia similibus curentur)

Die Krankheitsreaktion wird durch die dazu kommende neue Reaktion (erzeugt durch die ähnliche Arznei) in gehörige Grenzen gewiesen. Die Krankheit erlischt so auf ganz einfache Weise und mit ihr die pathogenetische Aktion des gegebenen Mittels, die sowieso flüchtiger Natur ist. Die beiden Reaktionen überlagern sich, teilen sich im Organismus und zeigen ein Interferenzphänomen (Abweichen von der Norm durch Überlagerung von Wellen oder durch Einfluss anderer Elemente).

§ 53
»Die Homöopathie alleine verdient den Titel einer Kunst, sie befiehlt der Natur nicht, lässt sich aber auch nicht beherrschen durch sie, sondern hilft ihr bloß, zeigt ihr die Richtung, die sie ihren Gesetzen folgend, nehmen soll.«

Schwefel- und Teersalben bei Ekzemen, Salizylpräparate, Digitalis-Kardionotika, Bromsalze bei Epilepsie etc. – diese Mittel bringen keine endgültige Heilung, sie rufen nur eine Änderung in der Symptomatologie hervor – die Unterdrückung. Sie tendieren dazu, dem Organismus eine neue Krankheit aufzuzwingen, die oft schlimmer als die zu heilende Krankheit ist. Diese neue Krankheit wird durch die Behandlung auch nicht zum Verschwinden gebracht, sie maskiert die Krankheitsresultate. Krankheitsmanifestationen werden auf andere Organe versetzt, ohne die Krankheit zu vernichten. Dies kann zu Krebs und Metastasen führen.

All diese Therapien sind übertünchendes und unterdrückendes Stückwerk, sie erreichen niemals eine echte Heilung. Im Gegensatz zur Homöopathie, deren Ähnlichkeitsmethode die lebendige Verteidigung des Organismus unterstützt, statt sie zu schwächen.

Weitere Schädigungen entstehen durch Morphium, Chloroform und Abführmittel: Morphium bringt nur eine momentane Beruhigung. Jede Morphininjektion führt zu Veränderungen des Krankheitsbildes. Das Symptomenbild wird verschleiert und modifiziert. Chloroform und Abführmittel stoppen die natürlichen Ausscheidungsvorgänge des Organismus. Somit verliert man den Leitfaden der homöopathisch-therapeutischen Indikationen.

Merke
Das hier von veralteten Mitteln Gesagte gilt in vollem Umfang auch für die modernen palliativen Arzneien. Das Leiden des Organismus wird wesentlich gebessert, wenn vorher unterdrückte Hauterscheinungen zurückkommen oder wenn äußere Krankheitszeichen erscheinen, wie Ekzeme, katarrhalische Ausscheidungen, Diarrhö oder gutartige Tumore.

Beispiel I
Ein Patient behandelte sein Unterschenkelgeschwür Jahrzehnte mit einer Salbe und lokalen Waschungen. Nach Gebrauch einer Queck-

silbersalbe heilte das Geschwür plötzlich ab, innerhalb eines Jahres danach entwickelte sich jedoch eine Schrumpfniere.

Daraus lässt sich erkennen: Die Krankheit (das Geschwür, das durch die Quecksilbersalbe unterdrückt wurde) ging nach innen.

Wenn das Miasma in einem akuten Zustand unterdrückt wird, erhalten wir akute Krankheitssymptome. Wird das Miasma in einem subakuten Zustand unterdrückt, erhalten wir subakute Krankheitssymptome. Auch wird das Miasma verkompliziert, wenn es aus dem akuten Zustand zurücktritt und sich mit der Psora mischt.

Beispiel II
Bei einer Patientin mit Tuberkulinie wurden Grippe und Bronchialhusten mit Hustenmitteln unterdrückt. Aus dieser Unterdrückung entstand ein sehr schweres Asthma.

Es gibt drei miasmatische Veranlassungen, die, wenn sie unterdrückt werden, oft einen fürchterlichen Zustand hervorrufen:
- akutes Jucken
- Gonorrhö im 1. oder 2. Stadium
- Malaria

»Moralischer Schwachsinn« oder »sittliche Charakterstörungen« (heute spricht man von schweren Verhaltensstörungen oder Persönlichkeitsdefekten) entstehen häufig nach einer unterdrückten Gonorrhö. Sie zeigen sich nicht gleich, sondern es vergehen Monate oder Jahre, bis man die Folgen der Unterdrückung sehen kann.

Beispiel III
Ein 51-jähriger Mann litt an Gonorrhö und hatte jahrelang einen dünnflüssigen Ausfluss, bis dieser mit äußerlichen Medikamenten unterdrückt wurde. Nach kurzer Zeit wurde sein Gedächtnis schlechter, er vergaß Kleinigkeiten. Er wurde schließlich geisteskrank.

Übersicht der Symptome und Zeichen

Sykose

Hauptwirkungsrichtung
- Affektionen, rheumatische
- Gewebsreaktion, überschießend, an Bindegewebe, Muskeln, Sehnen
- Haut, Schleimhaut, gutartige Gewächse, Zysten, Warzen
- Steinbildung, Nieren, Gallenblase

Physiognomie
- Fibrome
- Gesicht, bleich, fahl, verdickte Haut, fettig, glänzend
- Gesicht, rote Male, besonders Backenknochen und unter den Augen
- Gesicht, schwitzt im
- Nase, rot, vergrößerte Kapillaren
- Orangenhaut
- Papillome
- Warzen
- Wimpern, spärlich

Unterdrückungen
Art und Ort der Unterdrückung
- Pathologische Ausscheidungen: Fluor, Absonderung aus Nase und Ohren
- Operative Entfernung von Fibromen, Fisteln, Myomen, Warzen

Folgen der Unterdrückung
Krankheiten der Becken- und Sexualorgane
- Abszesse
- Entzündungen
- Hypertrophien
- Zysten

Modalitäten des Miasmas
- < Ärger löst heftige Reaktionen aus
- < Erregung, psychische
- < Licht, künstliches
- < nach Mitternacht, insbesondere frühe Morgenstunde (außer Med.)
- < Ruhe
- < Schwitzen, nach
- < Stuhlgang
- < Wetter, feucht, »dämpfig« und feuchtkalt
- < Wetterwechsel

- > Auf-dem-Bauch-Liegen
- > Bewegung, langsame
- > pathologische Ausscheidungen bessern sehr rasch
- > Wetter, trockenes
- > Wiederkehr der Menses oder unterdrückter physiologischer Ausscheidungen
- > Fibrome, Entstehung von
- > Fluor
- > Katarrhe
- > Warzen, Ausbruch von

Allgemeinsymptome
- Ausscheidungen, galleartig
- Fieber, reagiert selten mit
- lahm
- Rekonvaleszenz, sehr langsame
- Rückfälle, immer wieder
- steif
- Verlauf, schleichender

Geistes- und Gemütssymptome
- Ärger macht heftige Reaktionen
- ärgerlich
- brütet über Dinge lange nach
- eifersüchtig

- fixe Idee: Körper zerbrechlich
- Geheimnis, macht aus vielem Unwichtigen ein
- Geheimnisse, behält ihn selbst betreffende für sich
- Misstrauen gegen andere und sich selbst
- mürrisch
- Orthographie schlecht
- Reizbarkeit
- Selbstmord, häufig
- verdammt sich selbst
- vergisst Naheliegendes, Altes behält er gut
- vergisst Wörter, Wortfindungsstörungen
- wiederholt sich (Schreiben, Sprechen)

Modalitäten
> Fluor
> katarrhalische Absonderungen, die vorher unterdrückt wurden
> verstärkte pathologische Ausscheidung
> Warzenbildungen

LOKALSYMPTOME

Kopf

- Kopfschmerz, Scheitel

Modalitäten
< frühe Morgenstunden
< Liegen
< körperliche/geistige Anstrengung
< nachts, um oder nach Mitternacht
> Bewegung

Kopfhaut und Haare

- Geruch: sauer/fischartig
- Haarausfall, kreisrunder

Augen

- Blepharitis mit dickem, gelbgrünlichem Sekret
- Cornea, Entzündung der
- empfindlich gegen künstliches Licht
- Ulzerationen, oberflächliche

Nase

- Eiter, grüngelblich mit Fischgeruch
- Empfindung: heiß und brennend
- Geruchssinn, Verlust des
- Heuschnupfen mit raschem Wechsel: mal verstopft, mal offen
- Schleim, dünner, viel, im kalten Wind
- Schnupfen dünn, wässrig, scharf

Magen

- Ablagerungen, gichtige, durch ungenügende Verstoffwechselung, schon im Magen beginnend
- Abneigung gegen Zwiebeln
- Magenschmerzen
- Nahrung, Verbrennung der, ungenügend, führt zu gichtigen Ablagerungen
- Schmerzen, krampfartig, kolikartig
- Steinbildung durch ungenügende Verstoffwechselung der Nahrung
- Verlangen nach
  - heißer oder kalter Nahrung
  - Bier
  - Bratenfleisch
  - fettem, gut gewürztem Essen

Modalitäten
> Magenschmerzen: Liegen auf dem Bauch, Gegendruck, Bewegung

Merke
Kräftige Nahrung und Fleisch verstärken sykotische Erscheinungen.

Abdomen

- Appendizitis
- Beckenraum, Entzündungen im
- Durchfälle, kolikartig, mit Schleim und großer Reizbarkeit
- Kolikschmerzen, häufig

Modalitäten
> Kolikschmerzen: Bewegung, fester Druck, Liegen auf dem Bauch

Rektum

- blutende Hämorrhoiden
- Fissuren
- Sekretion, dünne, mit Fischgeruch
- Strikturen

Atmungsorgane

- Bronchitis, beginnt mit Schnupfen, absteigende Infektion
- Husten, im Herbst und Winter
- Husten, mit geringem Auswurf von klarem Schleim
- Husten, nach geringer Abkühlung
- Nasenatmung, schlecht

Modalitäten
> Husten: im Sommer

Herz

- Herzerkrankungen, relativ leichte
- Herzmuskelschäden
- Klappenfehler
- Patienten sterben unerwartet
- Puls, weich, langsam

Merke
Sykotiker empfinden wenig Angst trotz starker Herzbeschwerden. Sykotische und syphilitische organische Herzleiden sind meistens ernster Natur, werden aber nicht so erlebt.

Harnorgane

- Gichtniere
- Nephritis
- Schmerzen, krampfartige in Urethra und Harnblase
- Steinbildung in Niere und Blase
- Wasserlassen, Kinder weinen beim

Geschlechtsorgane

- Fluor, stark, scharf, wundmachend, Fischgeruch
- Genitale, weibliches, Entzündungen
- Menses, Blut oft ätzend, brennend
- Menses, kolikartige Schmerzen, anfallsweise
- Zystenbildung, Ovar, Tube, Uterus

Extremitäten

- Ablagerungen, gichtige
- Gelenke, Kalkablagerungen um die
- Lähmungen
- Oberschenkel, Striae am
- Ödeme

- rheumatische Prozesse, deformierende
- Schmerzen, schießend, reißend
- Schwellungen
- steif und lahm
- Zellulite

Modalitäten

< schießende Schmerzen: warmes und feuchtkaltes Wetter, Sturm, Ruhe, fallender Luftdruck

< steif und lahm: zu Beginn der Bewegung, beim Bücken

> schießende Schmerzen: Reiben und Strecken, trockenes Wetter

Haut

- Akne, sehr berührungsempfindlich
- Bartflechten
- Ekzeme mit Epidermisverlust (Ekzema exfoliativa)
- Erysipel
- fettig, schmierig, ölig, fleckig
- Fibrome
- Gesicht, Spider Naevi, im, besonders unter den Augen oder auf Backenknochen
- Hautausschläge
- Herpes zoster
- Impetigo contagiosa
- Kondylome
- Red Mols
- Striae, Neigung zu
- Varizellen
- Warzen, gestielte, spitze oder glatte
- Wundheilung, schlechte, nach Operation
- Zellulite, Neigung zu

Modalitäten

< Akne: um die Menses

Merke

Pockenimpfung verstärkt sykotische Symptome (eventuell auch syphilitische).

Syphilinie

Hauptwirkungsrichtung

- Destruktion des Gewebes
- Haut, tiefe Ulzerationen, Fissuren, zerstörende Eiterungen
- Nervengewebe, Paralyse
- Zerstörung, an allen Organen, vor allem Nerven, Knochen, Drüsen

Physiognomie

- Augenbrauen, Wimpern unregelmäßig
- Backenknochen, hohe
- Flecke, kupferfarbene, an Backenknochen
- Gesicht: fettig, schmierig, grau
- Gesicht: wie ausgemergelt
- Haare: trocken wie Hanf
- Haare: ölig und fettig
- Lippen, verdickt
- Mittelgesicht, tiefliegend
- Papillome

Unterdrückungen

Art der Unterdrückung von pathologischen Ausscheidungen:
- Fisteln
- Ulzerationen
- Eiterungen

Folgen der Unterdrückung
• Augen, Krankheiten der
• Gehirn, Krankheiten des
• Hirnhäute, Krankheiten der
• Kehlkopf, Krankheiten des
• Knochen, Krankheiten der
• Lähmungen
• Paralyse

Modalitäten des Miasmas
< Ärger löst heftige Reaktionen aus
< Kälte, starke
< Schwitzen, starkes
< See, an der
< Sonnenunter- bis -aufgang
< Sturm
< Wärme, starke (allgemein)
< Winter

> Auftreten eines alten Ulkus, einer Entzündung
> Bewegung
> in den Bergen
> kalte Anwendungen (bei Schmerzen)

Allgemeinsymptome

• Abneigung gegen Fleisch
• Ausscheidungen, scharf, übler Geruch
• Gewichtsverlust, rasch, wie ausgemergelt
• Heilung, verzögerte
• Knochenschmerzen, bohrende
• Schmerzen, ruhelos, muss sich bewegen, bei
• Schwitzen, starkes, erschöpft nur und erleichtert nicht
• Vorboten, oft nur geringe, vor Manifestation organischer Schäden

Modalitäten
< Knochenschmerzen: nachts

Geistes- und Gemütssymptome

• Angst vor ansteckenden Krankheiten, vor Krankheitserregern, dadurch Waschzwang
• Apathie
• Ärger macht heftige Reaktionen
• Auffassung, langsame
• Denken, logisches, schlecht
• Depressionen, spricht nicht darüber
• Dumpfheit
• Eigensinn
• Einfältigkeit
• fixe Ideen
• Gedanken entschwinden, kann sie nicht mehr zusammenbringen
• Halsstarrigkeit
• Hartnäckigkeit
• Niedergeschlagenheit
• Rechnen, schlecht
• Schuldkomplexe, deutliche
• Schwerfälligkeit
• Schwermütigkeit
• Selbstmord kommt unerwartet
• Stumpfsinnigkeit
• Trägheit
• verschlossen, wortkarg
• Waschzwang

Modalitäten
< Ärger

> verstärkte pathologische Ausscheidung
> Fluor
> katharrhalische Absonderungen, besonders wenn sie vorher unterdrückt wurden

LOKALSYMPTOME

Kopf

- Bandempfindung
- Kopfschmerz:
  - Schädelbasis oder halbseitig
  - oft mit Schwindel
  - bohrt den Kopf ins Kissen oder rollt den Kopf hin und her
  - oft mehrere Tage

Modalitäten
< nachts, Ruhe, Liegen, Wärme

> gegen Morgen, Kälte, Bewegung, Nasenbluten

Kopfhaut und Haare

- Haar riecht sauer oder faulig
- Haarausfall, in Büscheln, fleckweise, kreisrunder

Augen

- empfindlich gegen künstliches Licht
- Entzündungen, spezifische
- Iris, Degeneration, Entzündungen
- Optikusatrophie
- Refraktionsanomalien, starke
- Sklera, Degenerationen und Entzündungen, an
- Ulzerationen, tiefe

Ohren

- organische Erkrankungen, viele

Nase

- Absonderungen, dunkel oder grünlich
- Geruchssinn, Verlust des
- Heuschnupfen, sehr stark
- Krusten, dicke
- Nasenknochen, Zerstörung der
- Schniefen, häufig
- Ulzerationen

Mund

- Mundgeschmack, metallisch
- Speichel, Geschmack nach Metall oder Kupfer
- Speichelfluss, stark, viskös
- Zähne brechen ab, bevor sie sich voll entwickelt haben
- Zähne, deformiert, eingekerbt, konvergieren zur Schneide-/Kaufläche
- Zahnfleisch, Ulzerationen, tiefe
- Zahnfleischrand, Karies am
- Zahnstellung, irreguläre

Hals, innen

- Tonsillen, vergrößert

Magen

- Abneigung gegen Fleisch
- Abneigung gegen kalte Nahrung

Abdomen

- Durchfälle, nächtliche, mit warmem oder kaltem Schweiß und großer Erschöpfung

Harnorgane
- Nierenentzündung mit Fieber

Extremitäten
- Knochenerkrankung
- Lähmungen
- Lymphdrüsenerkrankung
- Ödeme
- Periost, Erkrankung des
- Schmerzen, stechend, schießend, bohrend
- Schwellungen

Modalitäten
< Schmerzen: nachts, Beginn der Nacht, feuchtes und kaltes Wetter

Haut
- Flecke, kupferfarben, die in der Kälte blau werden
- Hautausschläge, um Gelenke, in Beugen, ringförmig angeordnet, kupferfarben oder wie roher Schinken, bräunlich, eventuell sehr roter Grund, kein Jucken!
- Hautausschläge, pemphigusähnliche
- Schuppen, dick, kreisrund
- Schorfe, dick, kreisrund
- Wucherungen, hahnenkammartig

Merke
Syphilitische Hautausschläge jucken nicht!

Psora

Hauptwirkungsrichtung
- funktionelle Störungen
- neurovegetative Disharmonien
- endokrine Störungen
- Haut, Schleimhaut, Lymphorgane reagieren stark

Physiognomie
- Augenlider, entzündet
- Gesicht: blass, erdfarben, wie ungewaschen
- Haare, trocken, glanzlos, stumpf, früh ergraut, struppig
- Haut, bei Fieber rot und durchsichtig
- Haut, trocken, rau, pickelig, oft gelblich
- Haut, sehr blass im ersten Schlaf
- Lippen, rot

Unterdrückungen

Art der Unterdrückung
- Hautausschläge
- physiologische Ausscheidungen: Schweiß, Stuhl, Urin, Menses

Folgen der Unterdrückung
nervliche und psychische Symptome

Modalitäten des Miasmas

< Ärger macht traurig
< Gerüche, starke
< Lärm
< Menses, vor der

< psychische Erregung: Sorge, Kummer, Furcht, Angst
< Schmerzen kommen mit der Sonne
< Sonnenlicht (Augen)
< Stehen, Bewegung
< morgens

> Ausscheidungen: Schweiß, Stuhl, Harn
> Liegen
> Ruhe, Stille
> Schmerzen gehen mit der Sonne
> seelische Leiden besser durch körperliche Krankheiten
> Schmerzen: Wärme

Merke
Schmerzen kommen und gehen mit der Sonne.

Allgemeinsymptome

• Abneigung, gegen Essen
• Abneigung, gegen Milch
• Abneigung, kapriziöse
• Ausscheidungen, dünn, wässrig, scharf
• Begleitsymptome, viele
• Essensgelüste, eigenartige
• Hunger mit Hinfälligkeit
• Pulsationsempfinden
• Symptome, rascher Wechsel der
• Trockenheit, allgemeine
• Verlangen, kapriziöses
• Wallungen, heiße

Merke
Die Krankheitssymptome werden sehr intensiv erlebt und oft in der »Als-ob-Form« geschildert.

Geistes- und Gemütssymptome
• abwesend
• aktiv
• Ärger macht traurig
• ängstlich
• beeindruckbar, leicht
• erschöpft nach psychischen Belastungen
• exaltiert
• furchtsam
• geistig rege
• lebhaft
• Konzentration, schlecht
• ruhelos
• Reden, sprunghaft, beim
• Selbstmord, selten
• spricht sich gern aus
• teilt sich mit
• vergesslich

Modalitäten
> Diarrhoe
> physiologische Ausscheidungen
> Schweiß
> starke Harnflut
> Wiedererscheinen alter, unterdrückter Hautausschläge

LOKALSYMPTOME

Kopf
• Kopfschmerz
• Seitenkopfschmerz
• Stirnkopfschmerz

Modalitäten
< Kälte
< morgens
< Sonnenbestrahlung
< Steigen der Sonne

> Ruhe
> Schlaf
> Sinken der Sonne
> Stille
> Wärme

Merke
Kopfschmerzen des posrischen Miasmas verschlimmern sich mit dem Steigen und bessern sich mit Sinken der Sonne.

Kopfhaut und Haare

- Ausschläge, trockene, mit starkem Jucken
- Haarausfall, besonders nach akuten Krankheiten
- Haare, brechen und splittern
- Haare, fleckweises Ergrauen
- Haare, vorzeitiges Ergrauen
- Kopf soll bedeckt sein
- Kopf, schwitzt rasch am
- Kratzen macht Brennen
- Schuppen, weiße

Modalitäten
< Ausschläge: frische Luft

Augen

- Bindehäute, Brennen, Trockenheit
- Entzündungen meistens besser durch Wärme
- Licht, künstliches, empfindlich gegen, aber schwächer als bei Tageslicht
- Lidränder, Brennen, Trockenheit
- Tageslicht, empfindlich gegen

Modalitäten
< Entzündungen: Wärme

Ohren
- Gehörgang, trocken und juckend
- Lärm, überempfindlich gegen

Nase
- Gerüche, überempfindlich gegen alle
- Kopfschmerzen durch Gerüche
- Nase, Trockenheitsgefühl in der
- Nasenbluten
- Schwindel, durch Gerüche
- Übelkeit, durch Gerüche

Mund
- Geschmacksempfindung verfälscht: Brot schmeckt bitter, Wasser faulig
- Lippen rot, geschwollen, brennend, trocken
- Mundgeschmack: bitter, süßlich, sauer
- Nachschmecken der Nahrung, langes

Magen
- Abneigung gegen gekochte Speisen
- Abneigung gegen Tabak
- Aufstoßen, bitter
- Aufstoßen, sauer
- Gasbildung nach dem Essen
- Verlangen nach Süßem, Zucker, scharf, sauer, pikant, Tee, Kaffee, heißem Essen, unverdaulichen Dingen während der Schwangerschaft
- Verlangen, nach unverdaulichen Dingen, bei Kindern
- Völlegefühl, nach dem Essen

Appetit

- Essen, schwitzt beim
- Hunger zu ungewöhnlichen Zeiten
- Hunger, aber nach wenigen Bissen satt
- Hunger, mit Gefühl großer Hinfälligkeit
- Hunger, nachts
- Hunger, um 11.00 Uhr
- Schlafverlangen, starkes, nach dem Essen
- »Wolfshunger«, muss sofort essen, sonst wird ihm schwach

Abdomen

- Därme hängen herab, Empfindung, als ob
- Därme, Rumpeln und Gurgeln in den
- Durchfall durch Kälte
- Durchfall nach zuviel Essen
- Durchfall aus psychischem Anlass
- Durchfall erzeugt Erschöpfung
- Kolik nach Abkühlung
- Kolik nach Durchfall
- Lebergebiet, Druck im
- Obstipation, oft
- Völlegefühl nach dem Essen
- Wechsel von Obstipation und Diarrhoe

Modalitäten

< Durchfall: morgens (Podophyllum, Aloe, Sulph.)
< Rumpeln und Gurgeln in den Därmen durch Milch, kaltes Wasser, Kartoffeln, Bohnen
> Schmerzen: Wärme, leichter Druck

Atmungsorgane

- keine organischen Veränderungen
- Husten, trocken, spastisch

Herz

- Herzbeschwerden, funktionelle, mit Angst
- Schmerzen, schneidend, stechend, scharf
- Herzbeschwerden, nach Furcht, Verlust, zu großer Freude
- Herzklopfen, nächtliches, beim Liegen auf dem Rücken

Modalitäten

< Herzbeschwerden: nach Essen, oft

Merke

Herzbeschwerden machen immer Angst (im Gegensatz zur Sykose).

Harnorgane

- Harnverhaltung
  - nach Kaltwerden
  - als Folge anderer Erkrankung, besonders im Bauch, reflektorisch
  - als Folge von Genitalerkrankungen der Frau, reflektorisch
- Harnentleerung, unfreiwillig, nach Niesen, Husten, Lachen
- Satz, rostfarbener, weißer, gelblicher, bei Fieber
- Phosphaturie, bei Fieber

Geschlechtsorgane

- Dysmenorrhoe, häufig in der Pubertät
- funktionelle Erkrankungen

- Menstruation, zu kurz oder unterbrochen oder zu stark oder zu schwach, selten normal
- Schmerzen, scharfe

Extremitäten

- Beine, Krämpfe in den
- Hände und Füße, trocken und heiß
- Hände, taub, eingeschlafen, bei geringstem Druck
- Handflächen und Sohle, brennende Empfindung
- Kälteempfindung einzelner Körperteile: Knie, Hand, auch Nase und Ohr
- laufen, gut, aber schlecht gehen
- Schmerzen, neuralgische
- Stehen, langes, schlecht

Modalitäten
> Schmerzen, neuralgische: Ruhe, Liegen, Wärme

Haut

- Eiterung, gering, meist nur
- Absonderung, seropurulent
- Absonderung, blutig
- Ekzem, kleinpapulöses
- Hautausschläge, kleinblasig, wie Krätze
- Hautausschläge, starkes Jucken, das nach Kratzen in Brennen übergeht
- Schuppen, dünne
- Krusten, dünne
- trocken, rau, wie ungewaschen

Modalitäten
< Hautausschläge: Jucken, spät abends bis Mitternacht

Tuberkulinie

Hauptwirkungsrichtung

- starke lymphatische Reaktion und Destruktion, vor allem Lymphdrüsen, Lunge, Knochen, Leber und Nebennieren.
- Kavernenbildung
- tuberkulöser Primäraffekt geht über in Ulzeration
- zerstörende käsige Eiterung

Physiognomie

- Fissuren
- Gesicht, bei Fieber rote Flecken
- Gesicht dünnhäutig, sichtbare Adern auf rosafarbenem oder bläulichem Grund, wächsern
- Lippen, verdickt, extrem rot, als ob das Blut herausschieße
- Oberlippe, wulstige, Skrophula
- Pupillen, weite
- Wimpern, lange

Unterdrückungen

Art der Unterdrückung
- Hautausschläge
- Ausscheidungen, normale und pathologische (wie bei Psor. und Syph.)
- Fußschweiß

Folgen der Unterdrückung
- Eiterungen
- Erregungszustände
- Kavernenbildung
- Kopfschmerzen

Modalitäten des Miasmas
< Anstrengung, geistige
< Anstrengung, körperliche
< Bewegung, starke
< Erregung (wie Psor.)
< künstliches Licht
< nachts

> Ablenkung, Reisen (besonders psychische Symptome)
> Aufbruch eines alten Geschwüres, psychische Symptome besser nach
> Fußschweiß, wiederkehrender
> Schweiß, nächtlicher, vorübergehend
> Wärmeanwendungen, örtliche, bessern Schmerzen

Allgemeinsymptome

• Verlangen nach kalter Milch und Alkohol
• Wechsel, rascher, von psychischen und körperlichen Symptomen

Geistes- und Gemütssymptome

• ängstlich
• Auffassungsfähigkeit, schlecht
• durchhalten, kann nichts
• erschöpft, geistig, rasch
• mürrisch
• Problemkinder, ausgeprägte
• reizbar
• Schulversagen
• sprunghaft
• überaktiv, anfänglich
• ungesellig, kapseln sich ab
• verliert den Faden
• wechseln gern Ort, Beruf, Partner
• weinerlich

Merke
Unterdrückter Fußschweiß induziert psychische Symptome und organische Läsionen.

Modalitäten
< Unterdrückung von Fußschweiß

> zeitweise durch starken Körper-, Achsel- oder Fußschweiß
> Aufbrechen eines alten oder unterdrückten Geschwüres

LOKALSYMPTOME

Kopf

• Bandempfindung
• Kopfschmerz
– sehr stark
– mit Blutandrang zum Kopf und zur Brust
– oft mehrere Tage
– Erschöpfung und Mutlosigkeit, starke, mit
– heiße oder kalte Hände und Füße dabei
– Hunger vor Beginn der, oft
– Prüfungen, Vorbereitung auf, bei
– Ruhetagen, oft an
• Kopf, will ihn bedeckt haben

Modalitäten
< Kopfschmerzen: nervliche Erregung

> Kopfschmerzen: Essen
> Kopfschmerzen: Nasenbluten

Kopfhaut und Haare

- Ausschläge, feuchte, mit starkem Jucken
- Haar
  - riecht wie altes Heu
  - feucht, klebt zusammen
  - ölig und fettig
  - trocken wie Werg oder Hanf
- Haarausfall, nach Kopfschmerz
- Haarausfall, nach fieberhaften Erkrankungen
- Krusten, dicke, von angetrocknetem Eiter

Augen

- Cornea, Ulzerationen und spezifische Entzündungen
- Entzündungen, starke, an den Augen, bei Kinderkrankheiten mit Exanthem
- Iris, Ulzerationen und spezifische Entzündungen
- Lidränder, granulomatöse Entzündungen, rote
- Refraktionsanomalien
- Sklera, Ulzerationen und spezifische Entzündungen
- Tränengang, Ulzerationen und spezifische Entzündungen

Ohren

- Eiter, riecht wie alter Käse, oft bröckelig
- Ekzeme, feuchte
- Fissuren, Krusten, um das Ohr und besonders hinter dem Ohr
- Ohrenschmerzen, bei der geringsten Abkühlung, nachts
- Otitis media, schwere, mit Knochen zerstörenden Prozessen

Merke

Die Tuberkulinie verursacht viele organische Erkrankungen, besonders nach fieberhaften Erkrankungen oder Kinderkrankheiten mit Exanthem (insbesondere Masern und Scharlach).

Nase

- Heuschnupfen, mit blutigem Sekret
- Katarrhe, mit blutigem Sekret
- Nasenbluten, exzessives, nach Wärme und Anstrengung, bei geringstem Anlass
- Schnupfen mit gelblichem Sekret mit Geruch nach altem Käse oder Schwefelwasserstoff
- Sekret läuft zurück in die Nase

Mund

- Fissuren
- Geschmack, faulig
- Geschmack, metallisch
- Geschmack, nach Blut
- Geschmack, wie Eiter
- Geschwüre
- Karies, bevor Zähne sich entwickelt haben
- Lippen, extrem rot
- Tonsillen, vergrößert
- Ulzerationen, tiefe
- Zahndurchbruch mit starken Schmerzen, Durchfall und Fieber
- Zahnfleischblutungen, sehr stark
- Zahnstellung, irreguläre

Magen

- Abneigung, gegen Fett, häufig
- Stimulantien: Bier, Wein, Fleisch, Kartoffeln, Tee, Kaffee, Tabak
- Vorlieben
  - kalte Speisen und Getränke
  - Salz (Kinder)
  - unverdauliche Dinge (Kinder)

Appetit

- keiner, am Morgen, aber Hunger zu anderer Zeit
- erschöpft, wenn der Hunger nicht gestillt wird
- essen mehr als sie vertragen können

Abdomen

- Diarrhoe
  - mit kaltem Schweiß
  - nach Milch
  - bei Kälte
  - bei Zahnungen
  - starke Erschöpfung, nach
- Durchfälle, mit Schleim oder Blut
- Obstipation, häufig

Rektum

- Fissuren
- Fisteln
- Strikturen

Stuhl

- grau, Mangel an Gallenfarbstoff

Merke

Eine Hämorrhoidenoperation kann Herzerkrankungen oder Asthma auslösen.
Rektumerkrankungen wechseln mit Herz- oder Lungenerkrankungen.

Atmungsorgane

- Atmung, behindert
- Atmung, oberflächlich
- Auswurf
  - eitriger oder schleimig-eitriger
  - eventuell blutiger
  - schmeckt süßlich oder salzig
- Bauchatmung, schlechte
- Husten, erschöpfender
- Husten, tiefer

Modalitäten
< Husten: nachts

Herz

- Bergsteigen, können nicht
- Blutdruck, hypotoner, mit Kollapszuständen
- Blutleere im Kopf in großer Höhe
- Kollapszustände, bei Hypotonie

Modalitäten
< Anstrengung, jede

> Hypotonie/Kollapsneigung: Hinlegen

Harnorgane

- Enuresis im ersten Schlaf
- Urin riecht faulig wie Aas
- Urin riecht nach altem Heu

Geschlechtsorgane, weiblich
- Fluor, dick und gelb, dünnschleimig, eitrig, gelblich-grün
- Geburten, oft schwer
- Menses,
  - erschöpfend, verlängert und stark
  - hellrot
  - mit Diarrhoe
  - mit Hinfälligkeit
  - mit Kopfschmerz
  - mit Nasenbluten
  - mit Schwindel, oft
  - zu früh
- Stillen, unmöglich, meistens
- Uterus, retroflektiert, oft

Geschlechtsorgane, männlich
- Hydrozele
- Prostatitis mit Abgang von Sekret /Ejakulat, erschöpfend, unfreiwillig

Extremitäten
- Bindegewebe, schwach
- feucht, leicht schwitzig, alle Extremitäten
- Finger, Längenverhältnis unregelmäßig
- Finger, sehr lang
- Hände und Füße, Schmerzen und Schwellungen, z.B. nach Belastung
- Hände, schmal, weich
- kalt, alle Extremitäten
- Knochen, gebogen
- Knochen, weich
- Knochenerkrankungen, allgemein
- Koordination, mangelnde; fallen oft, lassen Dinge leicht fallen
- Muskelschwäche, allgemeine
- Nägel, brechen, splittern leicht
- Paronychie (Nagelumlauf) bei blassen, anämischen Menschen
- Rachitis
- Schmerzen, wie bei Syph.
- Umknicken, leicht
- Verstauchung, leicht

Haut
- Abszesse
- Ekchymosen
- Ekzeme, pustulöse
- Haut, fein, zart, durchsichtig
- Herpes
- Impetigo
- Insektenstiche, starke Reaktionen
- Lupus (meist in Verbindung mit Syk. und Psor.)
- Purpura
- Schwitzen, vermehrt
- Schwitzen, verringert, selten
- Sommersprossen, Neigung zu
- Ulcus cruris
- Ulzerationen
- Urtikaria
- Varikosis, mit allen Symptomen

Übersicht der psychischen Aspekte

	Psora	Sykose	Syphilinie
Hauptmerkmal	bescheiden	übertrieben	aggressiv
Verhalten von – bis	aktiv, begeistert – gehemmt, furchtsam	stark, übertreibend – wirr, planlos	diktatorisch – läppisch
Charakter von – bis	mitteilsam – verschlossen	euphorisch – misstrauisch	apathisch – gewalttätig
Leitaspekte	schwächlich spärlich unzulänglich ängstlich schüchtern kleinmütig kleinlich pedantisch sehnsuchtsvoll	prahlerisch aufdringlich selbstüberschätzend anspruchsvoll unstet geschäftig angepasst	nervös gehässig zerstörerisch ziellos selbstmordgefährdet revolutionär
Farbwahl	blau	gelb	rot
Kleidung	unauffällig ordentlich nicht modebewusst	grell übertrieben modisch	unordentlich verlottert schlampig
Krankheiten	Minderwertigkeitskomplexe Angstsyndrome	fixe Ideen Entscheidungsunfähigkeit Neurosen	Schuldkomplexe zwanghaftes Handeln Psychose

Zusammenfassung

Die Sykose

Es dominiert die Farbe Gelb.

Die Sykose ist der pathologische Zustand des Exzesses, der Neubildungen, der Tumore, der Wucherungen, der Warzen in allen Formen, der Ausuferungen, der Entzündungen, der Eiterungen und der degenerativen Hypertrophien als Folge der unterdrückten Eiterungen.

Der Sykotiker ist eingebildet, eitel, penetrant, überaktiv und gebieterisch. Er ist ein Angeber mit einer maßlosen Geltungssucht, immer hektisch, immer in Eile. Er befindet sich immer in physischer und geistiger Unruhe. Seine Lebensgier und sein Ehrgeiz treiben ihn dazu, alle Angebote des Lebens, die er wahrnimmt, auszukosten bis zum Exzess.

Er ist der Wagemutige, der Gewinner. Sein Scharfsinn verschafft ihm viele Vorteile. Mit seinem Charme erreicht er, was er erreichen will.

Das Gemütsleben des Sykotikers ist seinem Narzissmus unterworfen. Er kann wohl lieben – aber am meisten sich selbst.

Unangenehme, schwierige Angelegenheiten verschiebt er meistens.

Bei der Sykosis finden wir Patienten mit Gonarthrose des linken Kniegelenkes. Es ist der Patient mit dem Magenschmerz nachts um 2.00 Uhr, der Rheumatiker, der Patient der den Sekundenherztot erleidet, ohne Vorankündigung.

Wir finden übergewichtige Patienten mit aufgedunsenem, blauen Gesicht; sie nehmen ständig an Gewicht zu.

Auffallend ist die Besserung aller Symptome an der See.

Die Syphilinie

Es dominiert die Farbe Rot.

Das Miasma der Missbildung, der Degeneration, der Deformation in übelster Form. Dieses Miasma zerstört aufgrund pathologischer Reaktionen die menschliche Natur gewaltsam. Die Syphilinie führt zur Perversion, zur Agressivität gegen sich und andere. Sie macht Menschen zu Terroristen und Revolutionären, die andere aufhetzen oder selber Terrorakte ausführen.

Sie schrecken vor nichts zurück, sie begehen die schlimmsten Verbrechen. Sie neigen zu hinterhältigen Aktionen, zu Wut, zu Raserei und Zornesausbrüchen.

Sie haben den Drang, andere und sich selbst zu zerstören. Begehen sie Suizid, erhängen sie sich am Fensterkreuz. Sie können auch Sadist, Masochist, Zwangsneurotiker oder Mörder sein.

Wir finden hier Geisteskrankheiten und hirnorganischen Störungen verschiedener Art: Idiotie, Schizophrenie, Paranoia, Schwachsinn, Imbezillität, Legasthenie, Rechenschwäche, geistig zurückgebliebene Kinder, sexuelle Perversion oder schweren Alkoholismus.

Der Verlust des Geruchsinnes und irreversible Glatzenbildung gehören ebenfalls dem syphilitischen Miasma an.

Das Äußere der Patienten ist meistens unordentlich, sie wirken oft verlottert und schlampig.

Bei Schrecksituationen geraten diese Menschen in Panik.

Alle Knochenschmerzen, vor allem Schmerzen an den Schienbeinen, treten nachts auf. Alle Symptome bessern sich im Gebirge.

Folgende angeborene Fehl- und Missbildungen können hier vorkommen: partieller Riesenwuchs, überzählige Brustwarzen oder Wirbel, das Fehlen von Knochen oder Wirbeln, von Zehen, des gesamten Vorderfußes, einer Herzklappe, verblockte Wirbel, Klumpfuß, Missbildungen des Herzens allgemein, Diabetes bei Kindern, Beckenmissbildungen, mehrfach angelegte Ovarien oder Nieren, Hydrozephalus, Aortenaneurisma, Morbus Alzheimer, doppelter Uterus, verschiedene enterale Fistelbildungen und vieles mehr.

Wir sehen an diesen Beispielen: Die Syphilinie ist das Miasma der Zerstörung.

Die Psora

Es dominiert die Farbe Blau.

Die Psora begründet das Ungleichgewicht, das den Defekt ausmacht, den Mangel, die Hemmung, das Versagen. Angst und Furcht vor der Dunkelheit und dem Alleinsein sind stark ausgeprägt, ebenso Unsicherheit, Minderwertigkeitsgefühl, Pessimismus und Depression. Die Patienten bejammern sich trotz Genesung und wollen damit den Nahestehenden ein schlechtes Gewissen machen.

Der Psoriker ist überempfindlich gegen schlechte Nachrichten, ebenso gegen starke Gerüche und laute Geräusche. Kälte verträgt er nicht und trägt deshalb selbst im Sommer eine Kopfbedeckung.

Die Haare werden früh grau.

Der psorische Patient hat eine Abneigung gegen gekochte Speisen und Milch. Dagegen liebt er Kartoffeln (sogar rohe), Eier und Pfeffer.

Nach dem Essen schläft er oft ein.

Er ist immer ernst, lacht selten und versteht meist keine Witze. Dagegen spricht er sich gern aus und teilt sich gerne mit.

Seine stark juckenden Hautausschläge gehen in Brennen über. Besonders schlimm ist der Pruritus spät abends bis Mitternacht.

Er leidet an tagelanger Verstopfung, trotz Stuhldranges. Die Defäkation ist äußerst schwierig.

Wir sehen, bei der Psora herrscht allgemein der Mangel vor.

Die Tuberkulinie

Es dominiert die Farbe Grün/Türkis.

Hier finden wir den sehr feinfühligen, rastlosen, lebensgierigen, reiselustigen Menschen, der oft eine besondere Beziehung zur Kunst und zur Musik hat. Er ist ständig auf der Suche nach dem Glück, kann es aber nicht so finden, wie es seinen Vorstellungen entspricht. Deshalb ist er immer unzufrieden.

Er ist ein Neinsager.

Oft weint er ohne Grund.

Er hat ein starkes Bedürfnis nach frischer Luft, liebt Süßes, vor allem Schokolade, Geräuchertes, Alkohol und kalte Milch.

Anstrengende geistige Tätigkeit verursacht ihm Kopfschmerzen.

Das Ohr ist das »Ventil« des tuberkulinischen Kindes, über eitrige Entzündungen der Ohren scheidet es Toxine aus. Deshalb kommen Otitiden mit Knochen zerstörender Wirkung häufig vor.

Typisch für das tuberkulinische Miasma sind Blut und Eiter. Dazu finden wir Abmagerung und Heißhunger.

Bei tuberkulinischen Kindern können Impfungen schwere sykotische Erkrankungen hervorrufen.

Der Tuberkuliniker liebt keine Temperaturextreme.

Er hat Angst vor schwarzen Hunden.

Er sieht jünger aus als er ist. Selbst bei schweren Erkrankungen wirkt er gesund.

Blässe ist typisch für die Tuberkulinie.

Optimismus, Melancholie und Depressionen wechseln sich ab. Der Optimismus ist so ausgeprägt, dass der Tuberkuliniker selbst im Finalstadium einer tödlichen Erkrankung an seine Genesung glaubt.

Antimiasmatische Mittel

Antisykotika

Agar., Apis., Arg., Arg.-n., Aster., Aur.-m., Bar.-c., Benz.-ac., Calc., Caust., Con., Dulc., Ferr., Fl-ac., Graph., Iod., Kali.-s., Lach., Lyc., Mang., MED., Merc.-c., Merc.-sul., Mez., Nat.-p., Nat.-s., Nit.-ac., Phyt., Puls., Sars., Sec., Sel., Sep., Sil., Staph., Sulph., THUJ.
37 Mittel

Antisyphilitika

Ant.-t., Ars., Ars.-i., Ars.-s-f., Asaf., AUR.-MET., Aur., Aur.-m.-n., Calc.-f., Calc.-i., Calc.-s., Carb.-an., Caust., Cham., Cinnb., Con., Fl.-ac., Graph., Hep., Iod., Kali.-ar., Kali.-bi., Kali.-chl., Kali.-i., Kali.-m., Kali.-s., Kreos., Lac.-c., Lach., Laur., Lyc., MERC., Merc.-c., Merc.-d., Merc.-i.-f., Merc.-i.-r., Mez., Nit.-ac., Ph.-ac., Phos., Phyt., Sars., Sep., Sil., Staph., Still., Sul.-i., Sulph., SYPH., Thuj.
49 Mittel

Antipsorica

Agar., Alum., Am.-m., Ant.-c., Ant.-t., Apis, Arg.-met., Arg.-n., [Ars.-i.], Aur.-met., Bar.-c., Bor., Bry., Calc., Calc.-p., Carb.-an., Carb.-v., Caust., Clem., Con., Cupr., Dig., Dulc., Euph., Ferr.-met., FL-ac., Graph., Guaj., Hep., Iod., Ip., Kali.-c., Kali.-i., Kali.-n., Kali.-s., Kreos., Lach., Lyc., Mag.-c., Mag.-m., Mang.-act., [Merc.], Mez., Mur.-ac., Nat.-c., Nat.-m., Nit.-ac., [Ol.-j.], Petr., Ph.-ac., Phos., Plat., Plb., PSOR., Puls., Rhod., Sars., Sel., Sil., Stann., Staph., Sul.-ac., SULPH., Zinc.
63 + [3] Mittel

Antituberkulinika

Acet.-ac., Agar., Ars., Ars.-i., Bac., Bar-m., Brom., Calc., Calc.-p., Calc.-s., Carb.-an., Carb.-s., Carb.-v., Cham., Chin.
15 Mittel

Erläuterungen

> Besserung/besser durch
< Verschlechterung/schlechter durch

Kleinschreibung der Mittelnamen: 1-wertiges Mittel
GROSSschreibung der Mittelnamen: 3-wertiges Mittel
Mittelnamen in [Klammern]: nur bedingt dem Miasma zugehörig

Schlusswort

Was für eine mächtige Waffe gegen alle Krankheiten hat uns Hahnemann an die Hand gegeben! ORTEGA nannte Hahnemann »das größte Genie der Medizin«. Hahnemann hat uns die Ursachen der Erkrankungen nachvollziehbar aufgezeigt und Therapiehinweise gegeben – selbst für Erkrankungen, die von der Schulmedizin als unheilbar und therapieresistent bezeichnet wurden.

Wenn Hahnemann uns ermahnte: »Macht's nach, aber macht's genau nach«, so meinte er, dass wir die Miasmen nicht außer Acht lassen dürfen. Ohne die Behandlung der Miasmen, so Hahnemann, ist eine Heilung nicht möglich.

Hahnemann hat uns Impulse gegeben, die wir weiter entwickeln sollen und können. Durch Umwelteinflüsse, neue Entwicklungen und Forschungen in allen Bereichen des Lebens, neue chemische Produkte und Medikamente der Schulmedizin hat der Mensch sich in den 200 Jahren seit Hahnemann verändert und wird sich weiter verändern.

Die miasmatische Belastung des Menschen wird sich enorm verstärken. Dies stellt die Forschungen im Bereich der klassischen Homöopathie vor große Aufgaben. Das iatrogene Miasma spielt dabei sicher eine sehr bedeutende Rolle.

Das homöopathische Medikament oder das wahre Similimum wird – wenn es, eines nach dem anderen, im Laufe der Zeit verabreicht wird – die Befreiung des menschlichen Wesens erreichen, um es wieder in die Homöostase oder Harmonie mit allem und sich selbst zu bringen. Das heißt, es stimuliert den Menschen und verhilft ihm zu seiner persönlichen Vervollkommnung.

Gertrud Klemt

Müsset im Naturbetrachten
immer eins wie alles achten:
nichts ist drinnen,
nichts ist draußen
denn was innen, das ist außen
so ergreifet ohne Säumnis
heilig öffentlich Geheimnis

– J. W. von Goethe –

Literatur

Allen, J. H.: »Die chronischen Krankheiten«, »Die chronischen Krankheiten. Die Miasmen«
Cole: Encyclopedie med. chir., 1954
Hahnemann, Dr. Samuel: »Organon der Heilkunst«, »Die chronischen Krankheiten«, »Reine Arzneimittellehre«
Kent, James Tyler: »Zur Theorie der Homöopathie«, Haug
Köhler, Gerhard: »Lehrbuch der Homöopathie«, Hippokrates
Laborde, Yves, Risch, Gerhard: »Die hereditären chronischen Krankheiten«, Müller&Steinicke
Lippe, Adolf, zur: »Homöopathische Materica Medica«, Burgdorf (Elsevier)
Master, Dr. Farokh: »Tuberkulinisches Miasma«, Edition Krannich
Ortega, Proceso S.: »Anmerkungen zu den Miasmen oder chronischen Krankheiten im Sinne Hahnemanns«; 4. Aufl. von: »Die Miasmenlehre Hahnemanns«
Rogasch, RolfHugo: »Miasmenlehre«, »Homöopathik und Miasmatik, Arzneimittelbilder der Miasmen«
Sankaran, Rajan: »Die Seele der Homöopathie«, »Die Substanz der Homöopathie«, »Das geistige Prinzip der Homöopathie«, »Das System der Homöopathie«, Narayana-Verlag
Schlüren, Erwin: »Homöopathie in der Frauenheilkunde«
Sehgal, M. L.: »Die Wiederentdeckung der Homöopathie«, Eva Lang Verlag
Vannier, Leon: »Les Tuberkuliniques et leur Traitement Homoeopathique«, Paris 1947
Vithoulkas, George: »Die wissenschaftliche Homöopathie«

Mittelnamen

Abrot.	Abrotanum
Acon.	Aconitum napellus
Agar.	Agaricus muscarius
Aloe	Aloe cosotrina
Alum.	Alumina
Am.-c.	Ammonium carbonicum
Am.-m.	Ammonium muriaticum
Ant.-c.	Antimonium crudum
Apis	Apis mellifica
Arg.-m.	Argentum metallicum
Arg.-n.	Argentum nitricum
Arn.	Arnika montana
Ars.	Arsenicum album
Ars.-i	Arsenicum iodatum
Ars.-s.-f.	Arsenicum sulphuratum flavum
Asaf.	Asa foetida
Asar.	Asarum europaeum
Aster.	Asterias rubens
Aur.	Aurum metallicum
Aur.-m.	Aurum muriaticum
Aur.-m.-n.	Aurum muriaticum natronatum
Aur.	Aurum metallicum
Bac.	Bacillinum
Bac.-t.	Bacillinium testium
B.-Gärtner	Bacillus Gaertner
Bapt.	Baptisia tinctoria
Bar.-c.	Baryta (Barium) carbonica
Benz.-ac.	Benzoicum acidum
Ber.	Berberis vulgaris (Berb.)
Bor.	Borax veneta
Bry.	Bryonia alba
Cad.-s.	Cadmium sulphuratum
Calc.	Calcarea carbonica
Calc.-f.	Calcarea fluorata
Calc.-fl.	Calcarea fluorata (Calc.-f.)
Calc.-i.	Calcarea iodata
Calc.-l.	Calcarea lactica (Calc.-lac.)
Calc.p.	Calcarea phosphorica
Calc.-s.	Calcarea sulphurica
Carb.-an.	Carbo animalis
Carb.-v.	Carbo vegetabilis
Carc.	Carcinosinum
Caust.	Causticum
Cham.	Chamomilla
Chin.	China officinalis
Cinnb.	Cinnabaris

Clem.	Clematis erecta	Nat.-c.	Natrium carbonicum
Creosol.	Kreosolenum (Kreoso.)	Nat.-m.	Natrium muriaticum
Cypr.	Cypripedium	Nat.-p.	Natrium phosphoricum
Gon.	Glonoinum	Nat.-s.	Natrium sulphuricum
Cobalt-nit.	Cobaltum nitricum (Cob.-n.)	Nit.-ac.	Nitricum acidum
Coffea	Coffea cruda (Coff.)	Nux-v.	Nux vomica
Con.	Conium maculatum	Ol.-j.	Oleum jecoris aselli
Cupr.	Cuprum metallicum	Onos.	Onosmodium virginianum
Dig.	Digitalis purpurea	Op.	Opium
Dulc.	Dulcamara	Ox.-ac.	Oxalicum acidum
Euph.	Euphorbium officinarium	Penicill.	Penicillinum (Penic.)
Ferr.	Ferrum metallicum	Petr.	Petroleum
Ferr.-pic.	Ferrum picricum	Ph.-ac.	Phosphoricum acidum
Fl.-ac.	Fluoricum acidum	Phos.	Phosphorus
Gels.	Gelsemium sempervirens	Phyt.	Phytolacca decandra
Glon.	Gonoinum	Plat.	Platinum metallicum
Graph.	Graphites	Plb.	Plumbum
Guaj.	Guajacum officinalis (Guai.)	Pneumococc.	Pneumococcinum (pneu.)
Gunp.	Gunpowder	Podo.	Podophyllum peltatum
Hedera	Hedera helix (Hed.)	Psor.	Psorinum
Hell.	Helleborus niger	Puls.	Pulsatilla nigricans
Hep.	Hepar sulfuris calcareum	Pyrog.	Pyrogenium
Iod.	Iodium purum	Rad.-br.	Radium bromatum
Iod.-ars.	Arsenicum iodatum (Ars.-i.)	Rhod.	Rhododendron chrysantum
Ip.	Ipecacuanha	Ruta.	Ruta graveolens
Kali.-ar.	Kalium arsenicosum	Sab.	Sabadilla officinarum (Sabad.)
Kali.-bi.	Kalium bichromicum	Sanic.	Sanicula aqua
Kali.-c.	Kalium carbonicum	Sars.	Sarsaparilla officinalis
Kali.-chl.	Kalium chloricum	Scut.	Scutellaria lateriflora
Kali.-i.	Kalium iodatum	Sec.	Secale cornotum
Kali.-m.	Kalium muriaticum	Sel.	Selenium
Kali.-n.	Kalium nitricum	Sep.	Sepia succus
Kali.-s.	Kalium sulphuricum	Sil.	Silicea terra
Kreos.	Kreosotum	Stann.	Stannum metallicum
Lac.-c.	Lac caninum	Staph.	Staphysagria
Lac.-d.	Lac delphinum (Lac.-delph.)	Still.	Stillingia sylvatica
Lach.	Lachesis muta	Streptomyc.	Stretomycin-Nosode
Laur.	Laurocerasus	Sul.-ac.	Sulphurosum acidum
Lyc.	Lycopodium calavatum	Sul.-i.	Sulphur iodatum
Mag.-c.	Magnesia carbonica	Sulf.	Sulphur lotum
Mag.-m.	Magnesia muriatica	Syph.	Syphilinum
Mang.-act.		Thiosin.	Thiosinaminum rhodallin
Manganum aceticum aut carbonicum		Thuj.	Thuja occidentalis
Mang.	Manganum	Thyr.	Thyreoidinum
Med.	Medorrhinum	Tub.	Tuberkulinum
Merc.	Mercurius solubilis aut vivus	Uran.-n.	Uranium nitricum
Merc.-c.	Mercurius corrosivus	Vacc.	Vaccinium
Merc.-d.	Mercurius culcis	X-Ray.	X-Ray
Merc.-i.-f.	Mercurius iodatus flavus	Zinc.	Zincum metallicum
Merc.-i.-r.	Mercurius iodatus ruber		
Merc.-sul.	Mercurius sulphuricus		
Mez.	Mezereum		
Mur.-ac.	Muriaticum acidum		